FRANÇOIS MAGENDIE

LEÇONS

SUR LES

PHÉNOMÈNES PHYSIQUES

DE LA VIE

PROFESSÉES AU COLLÉGE DE FRANCE ET PUBLIÉES

PAR M. MAGENDIE

RECUEILLIES PAR C. JAMES

Elibron Classics
www.elibron.com

Elibron Classics series.

ISBN 1-4212-2821-1 (paperback)
ISBN 1-4212-2820-3 (hardcover)

This Elibron Classics Replica Edition is an unabridged facsimile of the edition published in 1837 by Hauman, Cattoir et Comp., Bruxelles.

PHÉNOMÈNES PHYSIQUES
DE LA VIE.

IMP. DE H. VANDENHOUTEN.

LEÇONS

SUR LES

PHÉNOMÈNES PHYSIQUES DE LA VIE.

PROFESSÉES AU COLLÉGE DE FRANCE ET PUBLIÉES

PAR M. MAGENDIE,

RECUEILLIES PAR C. JAMES.

BRUXELLES.

SOCIÉTÉ BELGE DE LIBRAIRIE, ETC.

HAUMAN, CATTOIR ET COMP.

1837.

LEÇONS

SUR LES

PHÉNOMÈNES PHYSIQUES DE LA VIE.

COLLÉGE DE FRANCE.

PREMIÈRE LEÇON.

Messieurs,

L'étude des fonctions du système nerveux a fait l'objet du semestre qui vient de s'écouler. Nous nous sommes bornés à passer en revue divers phénomènes appréciables à nos sens et à nos expériences, phénomènes désignés généralement sous le nom de *vitaux*, sans chercher à les rattacher aux lois qui régissent les corps inertes. Quels rapports en effet aurions-nous pu établir entre la contractilité de la fibre vivante, et la simple élasticité des corps inorganiques ? Il n'y a aucune analogie entre ces propriétés. Si nous nous en sommes tenus à la rigoureuse observation des faits, c'est que nous pensons que toutes ces théories que, depuis tant de siècles, l'esprit humain s'est plu à entasser, ne servent qu'à enrayer la marche de la science, qu'à fatiguer inutilement la mémoire. Vous avez pu voir toutefois que l'étude expérimentale des phénomènes vitaux n'est pas sans intérêt, même sous le point de vue thérapeutique, puisque nous pouvons reproduire sur l'animal vivant la plupart des troubles pathologiques que l'homme malade présente à notre observation.

Je me propose dans ce semestre d'étudier avec vous cet autre ordre de phénomènes essentiellement distincts des phénomènes vitaux, et qui, soumis aux lois générales de la physique, deviennent accessibles à nos explications.

Je sais que certains esprits pourront appeler audacieuse l'idée de rattacher les lois qui président au jeu de nos organes, aux mêmes lois qui régissent les corps inanimés; mais, pour être neuve, cette vérité n'en est pas moins incontestable. Prétendre que les phénomènes de la vie sont entièrement distincts des phénomènes généraux de la nature, c'est professer une erreur grave, c'est s'opposer aux progrès ultérieurs de la science. Aussi je crois que ce serait un grand perfectionnement que de fonder l'enseignement de la physique vitale proprement dite. On est loin de ces questions aujourd'hui, et pourtant combien de procédés utiles dans le traitement des maladies sont dus à l'application sur l'homme de ces lois générales de la physique et de la chimie! Je ne puis concevoir comment on peut soutenir l'idée qu'entre les lois qui régissent les corps vivants et celles qui règlent les corps inertes, il existe une ligne de démarcation qu'il n'est pas permis de franchir. Il est vrai qu'il en est des raisons malheureusement trop péremptoires : ainsi les hommes les plus savants en médecine sont souvent étrangers aux notions les plus simples de physique, et par cela même ils sont peu disposés à attacher à cette science l'importance qui lui appartient; je dis plus, ils en sont incapables. Aussi, je ne puis trop le répéter, l'étude de la physique est indispensable pour celui qui ne veut point se laisser guider par une routine aveugle, et qui désire se rendre compte de l'ensemble des phénomènes que présente l'économie vivante.

Le corps de l'homme possède les propriétés générales des corps; qu'il soit doué ou privé de sa vie, n'est-il pas soumis comme eux aux lois de la pesanteur, à l'influence de la chaleur, de la lumière, de l'humidité? Comme eux il est divisible, étendu, impénétrable. Si vous prenez chacune des parties qui le composent, les tissus solides, les liquides et l'ensemble des organes, partout vous retrouverez les propriétés générales de la matière, toutes nos parties ne sont corporelles qu'à cette condition.

Le corps de l'homme possède encore ces propriétés secondaires qui n'appartiennent pas à tous les corps de la nature, mais qui sont particulières à chacun : ainsi les propriétés d'un solide ne sont pas celles d'un liquide, celles d'un liquide ne sont pas celles d'un gaz. Entrons dans quelques considérations moins générales, et la vérité de cette proposition deviendra évidente. Prenons pour exemple l'élasticité. Tous les organes de l'économie sont élastiques ; une artère distendue dans le sens de sa longueur ou de sa largeur, reprend sa forme et son volume quand la distension vient à cesser. Et ne croyez pas que les phénomènes que vous voyez sur un tissu privé de vie, se passent autrement sur un animal vivant ; car sur celui-ci l'élasticité du tube artériel non-seulement existe, mais elle est plus visible et plus prononcée. Voici un poumon distendu par une insufflation artificielle : au moment où j'ouvre le robinet adapté à la trachée-artère, le gaz s'échappe en sifflant, et l'organe s'affaisse sur lui-même. Qu'y a-t-il de vital dans ce phénomène ? Quelle autre propriété que l'élasticité a été mise en jeu? Le tissu pulmonaire, tissu éminemmeut élastique, a réagi sur l'air qui le distendait et l'a chassé de sa cavité, aussitôt que celui-ci a trouvé une issue. Observez ce qui arrive sur l'homme vivant pendant l'acte respiratoire; la dilatation et le resserrement du thorax sont tellement liés à l'élasticité du poumon, que quand celle-là vient à diminuer, la dyspnée et d'autres accidents apparaissent immédiatement. C'est à ce défaut d'élasticité dans les organes qu'il faut rapporter en partie chez le vieillard cette décrépitude et cette atrophie générale des tissus. C'est aussi par cette propriété élastique du poumon qu'on explique la forme voûtée du diaphragme, et son affaissement aussitôt que la cavité thoracique communique avec l'air extérieur, car alors le tissu pulmonaire revient sur lui-même par le mécanisme que je vous ai exposé. Supposez un malade atteint de pneumonie d'un seul côté: le premier phénomène qui vous frappera dans la manière dont s'exécute la respiration, c'est l'inégalité avec laquelle se dilate chaque côté de la poitrine, et ce seul signe physique suffira pour vous faire prononcer qu'il existe une lésion de l'organe pulmonaire.

Une autre conséquence de l'existence de l'élasticité dans les corps vivants, c'est la production du son. Vous savez qu'un son ne peut se produire dans un corps non élastique. Ainsi toute espèce de son, de bruit développé dans l'économie est un phénomène physique, indépendant des lois vitales, et dont la physique seule peut nous donner l'explication. Comment voulez-vous maintenant, si vous êtes étranger à cette science, vous rendre compte de ces variétés si nombreuses de sons qui viendront frapper votre oreille dans l'exploration des divers organes? Lisez le magnifique ouvrage de Laënnec sur l'auscultation, à peine vous y trouverez quelques indications physiques, et cependant tout ce qui a rapport à l'auscultation n'est que de la physique modifiée par la conformation et la structure de nos tissus. Vous pourrez apprendre à distinguer les divers râles, à les rattacher aux lésions dont ils révèlent l'existence; mais, sans le secours des lois physiques, jamais vous n'aurez sur ces questions-là de véritables notions scientifiques. Et n'y a-t-il pas dans l'organisation de l'homme un admirable appareil destiné à produire le son? L'organe de la voix est l'instrument de musique par excellence, qui l'emporte de beaucoup sur tout ce que l'art musical a imaginé de plus parfait dans la confection des divers instruments. Vous verrez un homme parler, et vous ne chercherez point, vous physiologiste, à expliquer par quel mécanisme la voix est formée! Ces bruits si variés que l'on produit avec les lèvres, l'action de siffler, par exemple, le gargouillement que font entendre les liquides quand on se gargarise, le parler à voix basse, que sais-je enfin, toutes ces nuances si multipliées dans les sons que l'homme fait entendre, toutes sont du domaine de la physique. Un chirurgien reconnaît une fracture au petit frémissement que perçoit sa main quand elle imprime des mouvements à l'os brisé. Que se passe-t-il alors? La surface élastique de chaque fragment venant à frotter l'une contre l'autre produit des vibrations, d'où résulte ce bruit particulier qu'on appelle crépitation.

Le cœur dans l'état sain ou dans l'état pathologique produit des bruits normaux ou anormaux, dont la physique seule peut nous donner l'explication. Vous connaissez tous ce double son, ce tictac du cœur; or, vous ne pouvez concevoir sa production sans un double choc, mais ce choc contre quoi s'exerce-t-il? Oh! c'est ici que les hypothèses se trouvent accumulées en grand nombre; car pour se rendre compte de ce phénomène on a plutôt consulté des idées théoriques que les lois de la physique.

Ainsi, les uns expliquent ce double bruit par le choc du sang lancé contre les parois du cœur; d'autres, par le jeu de valvules qu'ils comparent à des soupapes mobiles, etc. Eh bien! vous verrez, quand nous nous occuperons de l'étude des bruits du cœur, qu'en adaptant une soupape dans l'intérieur d'un tuyau élastique, nous aurons beau faire arriver sur elle une ondée de liquide, projetée rapidement avec une seringue, jamais nous ne pourrons obtenir un son. Plongez votre main dans de l'eau, et heurtez-la vivement, vous ne produirez point un bruit. Et comment en serait-il autrement puisque la physique nous apprend qu'une condition essentielle au choc, c'est le contact subit de deux corps; or, si ce contact existe déjà, jamais vous n'aurez de bruit de choc. Quand, au contraire, le cœur vient frapper contre la paroi thoracique, ainsi que nous vous le démontrerons, celle-ci étant sonore, vous devrez avoir un son, car vous trouvez réunies les conditions les plus favorables à sa formation.

Si maintenant vous étudiez ces bruits de râpe, de lime, de soufflet, ainsi qu'on les appelle, que dans certaines circonstances on entend dans le cœur et les gros vaisseaux, la prolongation du son ne vous permet plus de les attribuer à un simple choc, comme le tic-tac dont nous parlions, et vous verrez qu'ils se développent sous l'influence d'un frottement. La physique expérimentale nous montrera qu'il est des conditions particulières où un liquide, traversant avec rapidité un vaisseau à parois élastiques, produit des sons semblables à ceux que l'on observe sur l'homme malade. Toutefois on ne peut expliquer ces divers bruits de frottemens d'une manière aussi précise que les bruits de choc, car si l'on peut calculer ce qui arrive quand deux corps solides se heurtent d'après leur masse et d'après la vitesse avec laquelle ils se meuvent, il n'en est plus de même pour des courants de liquide. L'expérience nous apprend ce qui se passe quand deux billes d'ivoire viennent à se choquer, tandis qu'elle ne nous apprend rien, ou presque rien, sur les bruits que peuvent produire des liquides, traversant des tuyaux dont les parois sont élastiques. Vous ne serez donc point surpris qu'on n'ait pas appliqué à l'étude de ces phénomènes, dans l'appareil circulatoire, les lois de la physique, puisque ces lois sont encore inconnues. J'ai fait un assez grand nombre d'expériences pour éclaircir ces questions encore obscures, et je vous ferai part des résultats que j'ai obtenus.

La transmission, de même que la production du son, est un phénomène tout physique, et qui mérite d'appeler l'attention spéciale du médecin et du physiologiste. En effet, cette transmission du son à travers des corps élastiques, fournit, dans certains cas, les indications les plus précieuses et les plus positives. Le chirurgien veut-il reconnaître si un os a été dénudé au fond d'une plaie, s'il existe un calcul dans la vessie, il introduit un instrument explorateur, et le simple frémissement, transmis à sa main par le choc de son instrument, lui révèle la nature du corps qu'il a heurté. Lss vibrations sont un phénomène entièrement physique; car, si au lieu d'employer une tige métallique, il se fût servi d'un tige en gomme élastique, un son tout différent aurait été produit.

Ce n'est pas seulement sous le rapport de l'élasticité que nos tissus ressemblent aux corps bruts de la nature; comme ceux-ci ils sont poreux, c'est-à-dire, qu'au moyen de petits espaces, de petits pertuis qui pénètrent dans la profondeur de leur substance, ils peuvent livrer passage à des corps plus subtils. C'est sur cette propriété que sont fondées les principales fonctions de la peau. Par quel mécanisme s'opère la transformation du sang veineux en sang artériel ? ne faut-il pas que l'air atmosphérique, introduit dans le poumon, traverse la membrane fine qui le sépare du liquide qu'il doit vivifier ? Supposez, en effet, que le tissu pulmonaire cesse d'être poreux et perméable, ainsi qu'on l'observe dans certaines maladies ; vous connaissez d'avance quels accidents devront en résulter. C'est en vertu de cette même porosité que les boissons que vous prenez avec vos aliments passent dans les veines, et sont ainsi transportées dans le torrent de la circulation.

Savoir que les corps vivants sont poreux, et savoir que cette porosité exerce une notable influence durant la vie, c'est une découverte toute récente, qui a été long-temps contestée. Et pourtant ce phénomène est des plus simples à démontrer. J'ai été moi-même plusieurs années avant que d'oser aborder l'idée qu'une membrane vivante pût se laisser pénétrer par les liquides avec lesquels on la met en contact ; car on pensait généralement que les choses se passaient tout différemment sur un tissu doué ou privé de la vie. On nous disait : La peau, les membranes séreuses, muqueuses, en un mot, toutes les surfaces du corps, sont criblées d'une foule de petits orifices, qui ne sont que les ramifications capillaires des vaisseaux lymphathiques. Ces petites bouches sont douées d'une intelligence en harmonie avec l'importance de leurs fonctions. Ainsi, une substance nuisible à l'économie vient-elle à se présenter, l'orifice se ferme et lui refuse l'entrée; cette substance, au contraire, est-elle convenable, l'orifice s'ouvre et la laisse pénétrer. C'est sous l'influence de semblables doctrines que je commençai à étudier les phénomènes de l'absorption. Eh bien! je parvins à démontrer par des expériences nombreuses et des discussions sans fin, toute la futilité de semblables rêveries. Il y a vingt ans, personne ne doutait que le système lymphatique ne fût l'agent exclusif de l'absorption, et maintenant chacnn sait que toute substance acide ou alkaline, utile ou délétère, est absorbée aussitôt qu'elle est mise en contact avec nos tissus. Il n'y a donc là qu'un phénomène d'imbibition, et tout ce qu'on a dit de l'intelligence des pores n'est qu'un roman aujourd'hui suranné.

Vous voyez donc que si l'on doit étudier séparément les phénomènes vitaux sous le nom de physiologie vitale, il se passe dans les corps vivants d'autres phénomènes, qui sont essentiellement du domaine de la physique, et qu'elle seule peut nous expliquer. Il y a plus, l'étude de ces phénomènes physiques nous fournit peut-être plus d'applications thérapeutiques et d'explications pathologiques, que les phénomènes vitaux, enveloppés, quant à la théorie, de l'obscurité la plus complète. C'est ainsi que sur un animal vivant nous pouvons, après avoir appliqué sur divers de ses tissus un agent vénéneux, empêcher, suspendre, rendre plus active ou plus lente l'action du poison; car dans ce cas, nous avons affaire à un simple phénomène physique dont nous possédons la théorie; mais il ne nous est point donné de modifier ainsi à notre gré la sensibilité exaltée ou abolie dans un organe ou tout autre phénomène vital.

Ainsi, messieurs, que votre esprit se pénètre de cette vérité fondamentale, tout n'est pas vital dans les phénomènes de la vie; bon nombre d'entr'eux sont essentiellement et exclusivement physiques. Et comme ces derniers interviennent dans nos fonctions les plus importantes, c'est à la physique qu'il faut demander les moyens de les connaître et de les apprécier.

C'est là le genre d'étude auquel nous nous livrerons durant le semestre qui s'ouvre aujourd'hui.

DEUXIÈME LEÇON.

Messieurs,

L'un des préjugés les plus fâcheux qui aient régné et qui règnent encore dans la médecine, c'est de supposer que tout être vivant, animal ou végétal, est soumis à des lois indépendantes de celles qui gouvernent les autres corps de la nature. C'est là une erreur tellement grossière, qu'elle n'est réellement pas digne d'une sérieuse réfutation. Et cependant, combien de praticiens instruits et honorables prétendent encore aujourd'hui qu'il n'y a rien de commun entre l'étude de la médecine et l'étude des lois physiques! Dans le semestre qui vient de s'écouler, nous avons passé en revue les principaux phénomènes vitaux dont le corps de l'homme est le théâtre, mais nous n'avons pu que constater des faits par la voie expérimentale; car, pour les expliquer, je confesse hautement mon ignorance. Si je sais par quel mécanisme une membrane se laisse imbiber par un liquide, je cherche en vain ce qui fait que la fibre musculaire se contracte ou que le nerf est sensible.

Vous avez vu que tous nos tissus sont doués des propriétés générales de la matière, car ils sont étendus, impénétrables, divisibles... et même pour prouver que la matière est divisible à l'infini, c'est dans les corps vivants que le physicien vient puiser des exemples. Quelles sont ces traces odorantes que le gibier, en fuyant, laisse après lui, que le nez du chien sait si bien retrouver? des particules matérielles échappées du corps de l'animal poursuivi. Vous avez donc là encore l'application des lois physiques.

Et cependant quelle direction en général un jeune homme donne-t-il à ses études en médecine? Il s'occupe d'anatomie, de pathologie; il suit les cliniques; enfin, il devient médecin, peut-être même un jour professeur, et comme il est étranger aux sciences physiques, il est fort indulgent sous ce rapport pour les autres. Quant à nous, nous voulons vous diriger dans le sens du perfectionnement de la médecine; or, la médecine ne peut se perfectionner sans des connaissances positives sur les grands phénomènes de la nature. Car si certaines lois sont communes aux corps vivants et inertes, comment pourrez-vous expliquer ce qui se passe dans l'économie animale, tant que vous ignorerez les lois qui régissent la matière brute? Pour pouvoir affirmer qu'il se passe ou qu'il ne se passe pas dans notre corps des phénomènes explicables par les lois de la physique, il faut avant tout les connaître, ces lois. Qu'un homme comme Berzélius vienne me dire que l'estomac n'est point une cornue, qu'il ne s'y passe rien de chimique, rien de physique pendant l'acte de la digestion, certes, une semblable assertion sera d'un grand poids à mes yeux. Mais que quelqu'un qui n'est point apte à prononcer en semblable matière, fût-il professeur dans une faculté, se permette de trancher la question de la même manière, je ne donnerai pas la moindre attention à son dire; j'oserais même, au besoin, lui donner le conseil d'étudier la physiqne et la chimie, afin d'acquérir le droit de parler sur de semblables matières.

Après ces courts préliminaires, nous allons passer à l'étude des propriétés physiques des corps vivants, et d'abord nous nous occuperons de la porosité et de l'imbibition, sa principale conséquence.

DE LA POROSITÉ ET DE L'IMBIBITION.

La porosité consiste dans l'existence de petits espaces, placés dans le parenchyme même des corps. On peut dire, en règle générale, que cette propriété appartient à tous les corps de la nature, ou du moins à presque tous, si l'on veut s'en tenir aux vérifications expérimentales; car il est des substances tellement disposées, qu'on ne peut rigoureusemeut démontrer qu'elles sont poreuses. C'est en vertu de cette porosité qu'un liquide passe travers un filtre, qu'un corps plongé dans l'eau se gonfle, et qu'exposé ensuite à l'air libre, il reprend son volume; car on ne peut concevoir ce retour sans l'existence de petits intervalles, destinés au passage du fluide. Ma mission n'est point de vous exposer ici la porosité sous le rapport physique; ce qui m'importe, c'est de vous démontrer qu'elle existe dans les tissus animaux et dans les corps vivants.

Bichat, d'accord avec les physiologistes de son époque, prétendait que les phénomènes de la porosité, disons plutôt de l'imbibition, ne devaient point avoir lieu dans les tissus vivants; car, d'après ses idées, les propriétés vitales soutiennent une lutte continuelle contre les lois physiques, dont elles parviennent toujours à surmonter les efforts, tant que la vie persiste. Cette doctrine se rapproche assez de l'opinion des anciens sur le combat de ce qu'ils appelaient le grand et petit monde. Malheureusement tout cet appareil de forces vitales, luttant sans cesse contre les lois générales de la nature, tombe devant l'expérience la plus simple. Mettez un liquide en contact avec une surface quelconque du corps d'un animal vivant, il s'imbibe dans les tissus, et même beaucoup mieux qu'il ne s'imbiberait après la mort. Vous voyez combien ces faits sont graves, puisque des doctrines médicales tout entières sont basées sur de semblables erreurs. Bichat disait : « Une membrane séreuse est une surface abso bante, mais une surface absorbante *vitale* ; elle sait faire un choix entre le bon et le mauvais, admettre ce qui convient à l'économie, refuser ce qui lui est contraire. » Si, partant de semblables principes, vous venez à en faire l'application dans votre pratique, et qu'un virus quelconque, le virus rabique, par exemple, étant mis en contact avec une surface absorbante vous vous croyez dispensé d'agir, vous reposant sur l'intelligence des petites bouches, votre malade courra de grandes chances de devenir hydrophobe. Que la flèche empoisonnée d'un sauvage ait pénétré dans vos tissus, direz-vous avec sécurité : « Oh ! les orifices absorbants ont » trop de tact pour ouvrir la porte à l'agent délé- » tère ! » Des erreurs de cette nature sont trop palpables pour avoir besoin de commentaires; il suffit de les énoncer.

L'expérience va vous prouver que ces membranes vivantes, dont on a tant vanté les propriétés vitales, absorbent tout bonnement et tout simplement comme une membrane inerte. Quand je mets sur cette feuille de papier une goutte d'une solution d'iode dans l'eau, vous voyez ce qui se passe ; la matière colorante reste au centre, tandis que la partie la plus liquide s'échappe et s'étend à la circonférence. Supposons maintenant qu'un homme ait reçu au bras une forte contusion, du sang s'épanche, une ecchymose se produit en un point limité du membre. Qu'observez-vous le surlendemain de l'accident ? Le point contus est noir. Les téguments offrent dans le voisinage une coloration jaune, qui quelquefois s'étend jusqu'à l'épaule et à l'avant-bras. Si vous vous rappelez les phénomènes d'imbibition que vous venez d'observer sur cette feuille de papier, vous aurez l'explication toute naturelle de ce qui s'est passé chez l'homme. En effet, la partie noire du sang reste à l'endroit où il a été versé, puis de proche en proche, le sérum, chargé de la matière colorante jaune, s'infiltre dans les tissus. Qu'y a-t-il de vital, je vous le demande, dans un semblable phénomène ? Vous ne pouvez admettre que ce sont les absorbants qui ont transporté la matière colorante, car l'imbibition ayant lieu également au-dessous du point lésé, il faudrait alors leur supposer une marche rétrograde.

Prouvons maintenant par des expériences que l'absorption des liquides, quelle que soit leur nature, s'opère à la surface des tissus vivants.

Vous me voyez injecter dans la cavité abdominale de ce lapin une solution aqueuse d'iodure de potassium iodurée. Suspendons un instant l'expérience, afin de donner le temps au liquide de s'imbiber; mais rappelez-vous que si vous attendiez trop long-temps, vons ne pourriez plus le retrouver, car il serait déjà passé dans le torrent de la circulation. L'abdomen de l'animal étant ouvert, vous apercevez la tunique séreuse de l'intestin, pénétrée par l'injection dont elle offre la coloration, car le liquide a passé en s'imbibant à travers les parois des vaisseaux. Si je mets quelques gouttes de la même solution sur l'estomac, encore doué de toute sa vie, vous voyez le phénomène d'absorption se produire sous vos yeux par un mécanisme identique. Cette force, par laquelle un liquide s'insinue dans les porosités d'un corps, est quelquefois assez énergique pour surmonter les résistances les plus puissantes. C'est ainsi qu'un coin de bois enfoncé dans un bloc de pierre, peut, en s'imbibant d'eau, le faire éclater.

J'injecte maintenant devant vous quelques gouttes d'une solution alcoolique de noix vomique dans la plèvre d'un lapin. Vous l'avez vu, à peine le poison a-t-il touché la membrane séreuse que l'animal a éprouvé la raideur tétanique et est tombé privé de vie. Pourquoi donc les petites bouches intelligentes de Bichat ont-elles livré passage à une liqueur aussi irritante que l'alcool, chargé d'un principe aussi éminemment vénéneux que la noix vomique?

Si maintenant j'enfonce dans la cuisse d'un autre lapin une petite flèche enduite à sa pointe d'un peu d'extrait alcoolique de noix vomique (et il faut que cette substance ne soit point trop molle, car elle serait essuyée en traversant la peau, et elle pourrait ne pas pénétrer dans les tissus), l'animal ne paraît d'abord rien éprouver. Pourquoi dans le cas précédent la mort a-t-elle été instantanée, tandis que dans celui-ci elle survient moins rapidement? En voici la raison. Dans toute absorption il y a deux phénomènes bien distincts, qu'il faut se garder de confondre: 1° introduction locale du liquide par imbibition; 2° transport de ce liquide dans le torrent de la circulation. Vous placez dans la cuisse une substance vénéneuse et solide; il faut, pour qu'elle puisse être absorbée, qu'elle soit délayée et qu'elle passe à l'état liquide. Dans la plèvre se trouvent réunies les conditions les plus favorables à l'absorption, car, vous avez là une vaste étendue de surface, et un nombre considérable de vaisseaux; dans un muscle, au contraire, la circulation est beaucoup moins active, et les vaisseaux beaucoup moins nombreux. Vous pouvez donc vous rendre parfaitement compte de toutes les particularités de ces phénomènes. Il s'est déjà écoulé cinq minutes depuis que nous avons introduit la flèche. Voici l'animal qui commence à paraître inquiet, déjà ses membres sont agités par un tremblement caractéristique. Eh! bien, il ne tient qu'à moi d'empêcher qu'il ne périsse. Vous l'avez vu, à peine j'ai eu serré fortement le membre avec ma main, appliquée au-dessus de la blessure, les symptômes de l'empoisonnement ont été suspendus, et l'animal maintenant est tranquille. Que s'est-il passé? Ai-je empêché l'imbibition d'avoir lieu? non, je l'essaierais en vain, mais en interceptant la circulation, je me suis opposé à ce que le sang veineux, chargé de la substance délétère, ne revînt vers les centres nerveux. Ce que je fais sur cet animal, pourquoi ne le fairais-je pas aussi bien sur l'homme? On sait, de temps immémorial, qu'en appliquant une ligature sur le membre blessé, on empêche les effets de la morsure de la vipère. Ce que l'empirisme avait appris, la physiologie vous en rend parfaitement raison. Je lâche maintenant la patte de l'animal, et à l'instant même, vous le voyez, il est tombé mort.

Ainsi, voilà des phénomènes physiques dont nous connaissons la théorie, et que nous pouvons modifier à notre gré. Si nos tissus n'étaient point poreux, s'ils n'étaient point perméables pour les liquides et doués de la faculté de s'imbiber, rien de semblable à ce que vous venez de voir ne serait arrivé. Vous sentez quel immense parti la médecine peut retirer de connaissances aussi précises sur la nature des phénomènes qui se passent dans l'économie vivante. Toute la théorie de l'absorption des aliments liquides, des boissons, des médicaments, etc., quelle que soit la voie par laquelle on les fasse pénétrer, repose sur les phénomènes de l'imbibition, et n'en est qu'une conséquence rigoureuse. J'ai inoculé sous l'épiderme d'un chien un atôme de la bave d'un homme hydrophobe, et au bout de quarante jours l'animal était enragé, fournissant lui-même des onces de liquide, dont chaque atôme était capable de transmettre le mal à un autre être vivant. Se passe-t-il dans ces inoculations autre chose que des phénomènes d'imbibition?

Cette séance, nous l'avons consacrée bien moins à vous présenter des faits importants, qu'à vous faire sentir l'utilité des études dont nous allons nous occuper pendant ce semestre. Oui, l'analyse expérimentale des phénomènes physiques de la vie est la partie la plus importante, la plus utile et la plus brillante de la médecine; sans elle, vous pourrez devenir peut-être un habile empirique, mais jamais un savant médecin.

TROISIÈME LEÇON.

Messieurs,

Vous connaissez les nombreux travaux auxquels se sont livrés les physiologistes pour décider la question de savoir par quel mécanisme s'opère l'absorption. J'ai été moi-même pendant plusieurs années à tourner autour de ce fait fondamental, cherchant par le raisonnement et par la voie de l'expérience quel rôle les systèmes veineux et lymphatique jouaient dans cette fonction importante. Mais tel n'est plus aujourd'hui le point en litige. Nul doute en effet que les vaisseaux lymphatiques ne puissent absorber; puisque leurs parois, comme celles des veines, sont poreuses et susceptibles d'être imbibées par les liquides avec lesquels elles se trouvent en contact. Rappelez-vous maintenant la division que nous avons établie dans le mécanisme de l'absorption; nous y voyons deux phénomènes entièrement distincts: d'une part, imbibition locale du liquide; d'une autre part, transport du liquide imbibé dans le torrent de la circulation. La première propriété est commune aux deux ordres de vaisseaux; mais, quant à la seconde, trouvons-nous réunies dans chacun les conditions nécessaires pour qu'elle puisse s'effectuer? Je me suis assuré que dans la plupart des circonstances les vaisseaux lymphatiques ne sont point remplis de liquide, ni traversés par un courant intérieur; aussi le plus souvent ils ne sont pas, ils ne peuvent être agents de l'absorption. Les veines, au contraire, chargées de rapporter sans cesse le sang de la périphérie au centre, doivent à juste titre être considérées comme les voies habituelles par lesquelles les liquides sont absorbés. Et, d'ailleurs, ce que la disposition anatomique devait faire pressentir, les expériences nombreuses que j'ai faites à ce sujet ne confirment-elles pas pleinement ces résultats? Il n'y a qu'une grande absorption, l'absorption du chyle, qui fasse exception à cette loi générale; elle est d'un ordre tout à fait distinct et méritera de notre part une étude spéciale.

De même qu'il est des corps plus ou moins poreux, de même aussi les différents liquides ont plus ou moins d'affinité pour les surfaces qu'ils doivent imbiber. Prenez de l'eau, mettez-la en contact avec un tissu, vous verrez qu'elle s'imbibe moins vite que l'alcool, et l'alcool moins vite que l'éther. Cette dernière substance est à peine introduite dans l'économie que déjà ses effets se manifestent; pourquoi donc cette rapidité d'action? Faut-il supposer qu'elle agit immédiatement sur les extrémités des nerfs? Une semblable explication n'est plus admissible aujourd'hui, et l'on se rend parfaitement compte des phénomènes dont on est témoin, si l'on songe à la rapidité avec laquelle l'éther est absorbé, puis transporté par les courants sanguins vers les centres nerveux.

Si je prends un morceau de peau de chamois, que je plonge l'une de ses extrémités dans de l'eau colorée, et l'autre dans une solution alcoolique, que va-t-il se passer ? Vous le voyez, l'imbibition s'effectuera beaucoup plus vite pour l'alcool que pour l'eau. C'est ainsi que si vous introduisez dans votre estomac un verre d'eau-de-vie, par exemple, vous éprouvez presqu'immédiatement les effets généraux de la liqueur, tandis qu'un verre d'eau simple sera long-temps sans manifester son action. Si je viens à substituer de l'éther à la solution alcoolique, l'imbibition est plus rapide encore.

Ce sont là des expériences sur lesquelles le physicien insiste peu, et elles sont à ses yeux à peu près insignifiantes; mais pour nous, médecins, elles nous offrent un intérêt immense, car c'est à elles que se rattachent une foule d'indications thérapeutiques. Vous vous garderez bien de prescrire à dose égale une solution aqueuse, alcoolique ou éthérée de tel médicament; car son énergie d'action dépend surtout de la rapidité avec laquelle il pénétrera par les membranes absorbantes.

La température des liquides influe-t-elle sur la manière dont ils s'imbibent ? L'expérience va répondre à cette question. Je mets dans un verre de l'eau de 60°, dans un autre de l'eau de 15°, je place ensuite dans chacun l'extrémité d'un linge, qu'observez-vous? Si le liquide dont la température est la plus élevée s'imbibe beaucoup plus promptement que l'autre, il n'est pas indifférent de prescrire à un malade des boissons froides ou chaudes, non seulement sous le rapport de l'absorption, mais aussi quant aux effets consécutifs. En effet, il y a une imbibition de dedans en dehors comme il y en a une de dehors en dedans, et vous concevez alors que la température influera aussi bien sur l'exhalation que sur l'absorption. Des boissons chaudes provoquent donc une imbibition rapide. L'empirisme en a fait une règle aussi ancienne que l'homme.

Il faut voir maintenant si les différents tissus du corps se comportent de même quand ils s'imbibent. Voici la patte d'un lapin que j'ai séparée par une section nette du corps de l'animal, et que j'ai mise quelque temps à macérer dans de l'encre. En disséquant avec soin le membre, nous trouvons que la peau offre moins de traces d'imbibition que le tissu cellulaire où la matière colorante apparaît beaucoup plus haut. Les veines et les artères sont aussi moins pénétrées par la solution. Vous voyez aussi qu'à travers cette membrane séreuse disposée en filtre, le liquide s'imbibe avec la plus grande facilité.

La plèvre et le tissu cellulaire sont les parties qui absorbent le plus dans l'économie animale, et cependant les effets consécutifs d'un poison injecté dans l'un et l'autre tissu sont loin d'être aussi rapides. Vous vous rappelez combien a été prompte la mort de l'animal dans la plèvre duquel j'ai introduit pendant la dernière séance quelques gouttes d'une solution alcoolique de noix vomique ; pourquoi donc, quand j'injecte cette même substance dans le tissu cellulaire d'un lapin, son action se fait-elle attendre plus long-temps ? Les conditions d'imbibition ne sout-elles pas les mêmes ? Si, elles sont les mêmes, mais ce sont les moyens de transport qui ne sont pas également distribués. Au-dessus de la plèvre, membrane essentiellement celluleuse, vous trouvez une très grande quantité de vaisseaux sanguins, ce qui vous explique la rapidité de transport du liquide imbibé : dans le tissu cellulaire, au contraire, qui n'est traversé que par quelques vaisseaux assez rares, l'imbibition a beau être active, la matière absorbée n'est transportée qu'en petite quantité à la fois vers les centres nerveux.

Je vais injecter dans le péritoine d'un lapin la même substance vénéneuse, et bien que le phénomène de l'imbibition doive être le même que pour la plèvre, puisque l'une et l'autre membrane appartiennent à la classe des séreuses, néanmoins vous voyez qu'ici les effets du poison sont loin d'être aussi rapides. Vous aviez sans doute pressenti d'avance ces résultats. Car puisque le péritoine n'est point pourvu d'un aussi grand nombre de vaisseaux sanguins que la plèvre, le liquide que l'on injecte dans sa cavité doit être transporté avec plus de lenteur dans le courant du sang. C'est là le fait que je voulais surtout vous faire constater.

Les membranes séreuses et le tissu cellulaire sont des surfaces par lesquelles il n'est pas d'usage en médecine de faire introduire les substances médicamenteuses; aussi leur étude n'offre-t-elle pas l'intérêt de celles qui servent le plus ordinairement de voies d'absorption, je veux parler des surfaces pulmonaires et intestinales. Jetons un rapide coup d'œil sur la propriété de ces membranes, envisagée quant aux phénomènes de l'absorption.

Aucun organe n'est aussi abondamment pourvu de vaisseaux que le poumon. Son tissu tout entier, quelle que soit la manière dont on envisage sa structure intime, est formé par des entrecroisements de canaux sanguins ou aériens. Ceux-ci ne servant que de moyen de conduite à la substance qu'on veut faire absorber, n'entrent point en ligne de compte. Mais ce qu'il nous importe surtout de constater, c'est ce nombre prodigieux de vaisseaux sanguins qui constituent le parenchyme même de l'organe pulmonaire. Aussi vous allez voir avec quelle rapidité l'absorption s'effectue par cette voie sur l'animal vivant. Chez l'homme on fait souvent pénétrer par le poumon des substances médicamenteuses, non point sous la forme liquide, bien que tout récemment un médecin l'ait conseillé, mais sous la forme gazeuse. Il est donc du plus haut intérêt pour nous de bien connaître ce mode d'absorption.

Après avoir mis à nu la trachée-artère de ce chien, et introduit dans sa cavité le siphon d'une seringue remplie d'eau tiède, je vais injecter le liquide dans les ramifications de l'arbre bronchique. Vous avez vu ce qui vient de se passer. L'animal s'est d'abord violemment agité, la suffocation paraissait imminente, puis tout est rentré dans l'ordre, et maintenant que le liquide a été absorbé, la respiration s'exécute aussi librement qu'avant l'expérience. Vous connaissez tous l'histoire de Dessault, qui, ayant par erreur fait pénétrer la sonde œsophagienne dans le larynx d'un malade, injecta du bouillon dans les bronches et ne s'aperçut de sa méprise qu'après y être revenu à plusieurs fois. Cependant le malade n'en éprouva point d'accidents graves.

Nous allons maintenant injecter dans la trachée-artère du même animal quelques gouttes d'une solution alcoolique de noix vomique. Pourquoi les effets du poison ont-ils été si prompts ? pourquoi la mort a-t-elle été si subite? Parce que le poumon est abondamment pourvu de vaisseaux, et que le sang a moins de chemin à parcourir pour arriver aux centres nerveux. C'est en vertu de cette double disposition que l'activité de l'absorption pulmonaire l'emporte sur celle du tissu cellulaire, du péritoine, et même de la plèvre.

Dans les diverses expériences que nous avons faites avec la noix vomique, il est une question que nous ne pouvons expliquer, savoir pourquoi l'introduction de cette substance dans l'économie vivante produit le tétanos. Ceci rentre dans cette physiologie vitale que nous ne pouvons interpréter. Mais quant à ce qui regarde l'imbibition locale en elle-même, et le transport de la matière imbibée, ce sont des phénomènes dont nous connaissons parfaitement le mécanisme et l'explication.

Dans la prochaine séance nous étudierons spécialement l'absorption qui s'opère à la surface de la muqueuse gastro-intestinale, car c'est par cette voie que les aliments, les boissons et les substances médicamenteuses pénètrent le plus souvent dans l'économie.

QUATRIÈME LEÇON.

MESSIEURS,

Vous avez vu que les liquides ne s'imbibent pas de la même manière dans les divers tissus, et qu'un tissu étant donné, tel liquide mettra plus de temps que tel autre à s'imbiber. La qualité du liquide est la circonstance qui influe le plus; ainsi des substances très volatiles comme l'alcool, l'éther, l'acide prussique, pénètrent à travers les porosités des tissus beaucoup plus rapidement que de l'eau distillée. Vous avez vu aussi que plus la température est élevée, plus l'imbibition est prompte, et qu'un corps très dense s'imbibe moins vite qu'un corps très poreux. Ces phénomènes, vous les connaissez maintenant, et je n'entrerai point dans de plus longs détails à ce sujet, car je tomberais inévitablement dans des répétitions fastidieuses. Mais comme ce qui se passe dans nos petits appareils de physique se passe de même dans le grand appareil de l'économie vivante, je vais entrer dans quelques considérations relatives à l'application de ces faits à la thérapeutique.

Tous les tissus, disons-nous, sont susceptibles d'imbibition; les dents elles-mêmes, malgré leur dureté, sont soumises à cette loi générale; vous savez qu'il est des peuples qui ont l'usage de se colorer les dents. Il y a cependant un tissu qui semble faire exception. Chaque jour, en effet, je puis manier impunément des substances éminemment délétères. Combien de fois ne m'est-il pas arrivé de recevoir sur les mains, sur le visage, des quantités assez notables de l'écume que les individus hydrophobes lancent sur les personnes qui les entourent. Or, vous savez que le caractère essentiel de cette salive est de transmettre la contagion, et que l'atôme le plus délié, la molécule la plus fine du virus rabique suffit pour développer chez l'individu sain cette épouvantable maladie. Et pourtant, je ne suis point encore hydrophobe. Pourquoi donc, dans de semblables circonstances, cette salive n'a-t-elle pas transmis la rage? Parce qu'elle est tombée sur une peau intacte, et protégée par cette couche particulière appelée épiderme. Si en effet vous trempez la pointe d'une lancette dans la salive d'un homme hydrophobe, et que vous la portiez sous l'épiderme d'un chien, vous verrez, au bout de quarante jours environ, l'animal devenir enragé, et cela constamment, sans aucune espèce d'exception. Vous comprenez combien il est important de savoir, pour votre propre sécurité, dans quelle circonstance le virus sera ou ne sera pas absorbé par la peau. Eh bien! c'est encore à une propriété physique qu'il faut rapporter l'explication de ce phénomène.

L'épiderme ne s'imbibe qu'avec une extrême lenteur, aussi l'a-t-on comparé à juste titre à une couche de vernis, destinée à garantir la surface de la peau. C'est sa présence qui empêche l'absorption du virus par le même mécanisme qu'une couche de vernis protège un corps contre l'imbibition des liquides avec lesquels il est mis en contact; avec cette différence toutefois, que la propriété de l'épiderme n'est que momentanée. Si, en effet, le séjour du virus sur la surface cutanée se prolongeait pendant plusieurs heures, il est probable que l'épiderme finirait par s'imbiber. Voyez ce qui se passe quand vous appliquez un cataplasme sur une partie quelconque du corps. Au bout de vingt-quatre heures vous trouvez que l'épiderme a changé de nature et de transparence, il est devenu épais, opaque, car l'eau a fini par pénétrer dans son parenchyme. Ainsi ce n'est qu'une sorte de vernis temporaire, qui s'imbibe, lentement il est vrai, à la manière des autres tissus.

La méthode *endermique*, née de mes travaux sur l'imbibition, n'est autre chose que l'application littérale des faits que je viens de vous exposer. Au moyen d'un vésicatoire on soulève l'épiderme, puis on l'enlève, et l'on se trouve alors en rapport avec le réseau des vaisseaux capillaires disposés à la surface du chorion, vaisseaux dans lesquels il se fait une circulation active. Mettez maintenant en contact avec cette surface dénudée une substance médicamenteuse, solide ou liquide, elle devra nécessairement passer dans le torrent circulatoire, car vous trouvez réunies toutes les conditions physiques de l'imbibition. Ce sont là des faits d'une application journalière. J'ai maintenant dans mes salles à l'Hôtel-Dieu une femme atteinte d'un cancer d'estomac, qui lui cause les douleurs les plus atroces. Je ne suis parvenu à lui procurer du soulagement qu'en lui faisant appliquer à l'épigastre un vésicatoire que l'on panse chaque jour en saupoudrant sa surface avec un sel de morphine. Comment agit cette substance médicamenteuse? Délayée d'abord dans la sérosité que sécrète le derme, mis à nu elle s'imbibe dans les vaisseaux capillaires sous-jacents, et est transportée, par les courants sanguins, vers les centres nerveux dont elle modifie la sensibilité exaltée. Telle est la théorie de l'absorption par la méthode endermique. Tout autre agent thérapeutique, appliqué sur un point quelconque de la peau, dépouillée de son épiderme, serait absorbé par le même mécanisme que je viens de vous exposer.

C'est ainsi que de véritables crimes ont pu être commis par cette voie d'imbibition. M. Persil citait l'observation d'un curé qui mourut empoisonné après s'être fait panser son cautère par son domestique. Celui-ci, en effet, avait placé deux grains de sulfate de strychnine dans la petite cavité du cautère et remis le pois par-dessus. Ce phénomène s'explique aisément, car cette surface dénudée réunissait les conditions physiques nécessaires à l'absorption.

On a dit qu'en plongeant un individu dans un bain tenant en dissolution des substances médicamenteuses, du deuto-chlorure de mercure, par exemple, il n'y avait point d'absorption par la surface cutanée et que par conséquent les effets nuisibles de cette substance n'étaient pas à redouter. Il faut s'être bien assuré qu'il n'y a sur la peau aucune excoriation, aucun bouton ulcéré, car si malheureusement l'épiderme était détruit en quelque point, bientôt vous verriez apparaître tous les symptômes d'un empoisonnement.

Voulez-vous inoculer chez l'homme la variole ou la vaccine, vous déposez légèrement sous l'épiderme, avec la pointe d'une lancette, un atôme de la matière que vous voulez faire imbiber. Pourquoi êtes-vous obligé de vous servir d'un instrument? Parce que l'épiderme intact et non perforé s'opposerait à l'absorption de la substance que vous auriez mise à sa surface. Je dirai à cette occasion qu'il suffit dans ce cas d'atteindre la face interne de la couche épidermique, sans pénétrer les vaisseaux sanguins sous-jacents. Il y aurait même de l'inconvénient à ce que la petite piqûre saignât, car le sang en s'échappant pourrait entraîner avec lui la matière que vous voulez faire absorber, et alors les effets de l'inoculation manqueraient.

C'est pour faciliter l'imbibition de l'épiderme qu'on administre par la voie des frictions certaines substances médicamenteuses. Si l'on se contentait de les appliquer sur la surface de la peau, protégée par sa couche inorganique, il n'aurait point d'absorption. Mais par un frottement prolongé, et surtout ayant soin de choisir de préférence les endroits où l'épiderme est le plus mince, on fait facilement parvenir les médicaments au réseau vasculaire du chorion. D'autres parties sont choisies quelquefois pour servir de voie de l'absorption; ainsi, des frictions mercurielles sont faites sur les gencives, sur la face interne des lèvres et des joues. Pourquoi choisit-on de préférence ces tissus? A cause de leur nature éminemment poreuse et vasculaire, double propriété qui explique à la fois et la facilité avec laquelle l'imbibition s'effectue et la rapidité du transport de la substance absorbée dans le torrent de la circulation.

Il existe d'autre surfaces dans l'économie animale, qui par leur structure ont quelqu'analogie avec la peau : je veux parler des membranes muqueuses. Celle qui tapisse le canal intestinal nous offre de nombreuses variétés dans sa disposition, suivant qu'on l'examine à la voûte palatine, à la langue, aux gencives et dans toute la longueur du tube digestif, jusqu'à l'orifice inférieur du rectum. Chez l'homme le scalpel ne démontre d'épiderme muqueux que depuis les lèvres jusqu'au cardia, où il semble se terminer par des franges irrégulières. Dans l'estomac lui-même, comparez sous le rapport physique l'aspect de la portion splénique et de la portion pylorique. Dans la première vous rencontrez moins de mucus et moins de vaisseaux sanguins; dans la seconde un réseau vasculaire très riche, recouvert de muscosités abondantes. Il est un fait surtout que je dois vous faire remarquer, c'est que la sécrétion du mucus intestinal n'est point un phénomène entièrement vital, et qu'il dépend en partie des lois physiques. En voulez-vous la preuve? Enlevez soigneusement, en grattant avec le scalpel, cette couche muqueuse en un point quelconque de l'estomac, vous retrouverez le lendemain une nouvelle couche de mucus déposée à la place où vous aurez expérimenté la veille. Or, puisque cette sécrétion s'est opérée sur un tissu non vivant, il faut bien qu'il se soit passé là quelque chose de physique. Quels sont les usages de ce mucus? Il est évidemment destiné à empêcher le contact immédiat des substances introduites dans l'estomac avec le réseau vasculaire qu'il revêt. On peut donc le considérer à juste titre comme analogue à l'épiderme de la peau, puisqu'il sert ainsi que lui d'enveloppe protectrice. Il s'en rapproche aussi par sa composition chimique, car les expériences de Berzélius ont démontré que l'épiderme n'est autre chose que du mucus desséché; mais il s'en faut de beaucoup que ce mucus résiste autant que l'épiderme à l'imbibition, il se laisse bientôt pénétrer par les diverses substances qui doivent être absorbées, et ne leur oppose le plus ordinairement qu'un obstacle faible et passager. C'est la présence de cet enduit muqueux qui explique pourquoi l'absorption est moins rapide sur la surface de l'estomac que sur celle de la plèvre, car vous savez que les membranes séreuses ne sont recouvertes par aucune couche inorganique.

Voici l'estomac d'un cheval. C'est surtout sur cet animal qu'on peut voir combien la muqueuse diffère, quant à ses propriétés physiques, suivant le point où on la considère. Examinez comparativement la portion splénique et la portion pylorique de ce viscère. Je vous ferai remarquer, puisque l'occasion s'en présente, que le véritable pylore du cheval répond à l'orifice œsophagien, car c'est là qu'existe un anneau fibreux élastique, ayant pour usage de s'opposer à toute espèce de régurgitation. Aussi, dit-on généralement que cet animal ne vomit pas. Quand on provoque les contractions des parois abdominales, telle est la résistance de cette espèce de sphincter, qu'on a vu l'estomac se déchirer dans les efforts infructueux de vomissement. Mais revenons à l'examen de la membrane. muqueuse. Vous voyez qu'elle paraît divisée en deux compartiments bien distincts : l'un, qui correspond à l'orifice œsophagien, est blanc, opaque, à peine recouvert de mucosités, n'offrant par la dissection que peu de vaisseaux sanguins ; l'autre, au contraire, qui avoisine le pylore, est velouté, recouvert d'un enduit muqueux abondant, et parcouru par de nombreuses ramifications capillaires. Si l'on pouvait isoler ces deux surfaces sur l'animal vivant, et expérimenter sur chacune d'elles, je suis certain que l'absorption serait trois ou quatre fois moins active dans la portion splénique que dans la portion pylorique. Rappelez-vous, en effet, les conditions qui favorisent l'imbibition, et la disposition anatomique des surfaces que vous avez sous les yeux. Dans l'une, mucus très dense, ressemblant à l'épiderme, peu de vaisseaux sanguins ; dans l'autre, mucus très mou, vaisseaux sanguins abondants.

Nous pouvons prouver par des expériences la plupart des faits que l'analogie seule nous ferait admettre, et vous verrez de la manière la plus manifeste, que le mucus intestinal, tout en ralentissant l'imbbition, n'y met point un obstacle aussi complet que l'épiderme cutané. Je plonge la patte de ce lapin dans une solution alcoolique de noix vomique, substance dont vous connaissez l'activité. Voilà déjà quelques instants que l'expérience dure, et cependant aucuns symptiones d'empoisonnement ne se sont manifestés. Et en effet, il en est de la patte de l'animal comme de la main de l'opérateur ; la présence de l'épiderme s'oppose à l'imbibition de l'agent vénéneux dans le réseau vasculaire du chorion. Je vais maintenant injecter par le rectum dans le gros intestin de l'animal, un quart de gros de cette même solution alcoolique ; observez ce qui va se passer. La surface muqueuse dans ce point reçoit moins de vaisseaux sanguins que celle de l'estomac ou de l'intestin grêle, et cette disposition anatomique vous explique la lenteur de l'absorption de la substance délétère. Déjà l'animal paraît inquiet, il semble s'occuper de sa sensation intérieure, ses membres se raidissent, il est mort. Comparez maintenant les résultats que nous venons d'obtenir, avec la rapidité de l'imbibition à la face d'une membrane séreuse telle que la plèvre.

Si vous venez à faire l'application de ces faits à la thérapeutique, vous sentirez combien il importe au médecin de connaître les conditions physiques de l'intestin, et les qualités imbibitives des différents liquides qu'il veut faire pénétrer dans l'économie. Chaque jour on prescrit des lavements chargés de substances médicamenteuses. Est-il indifférent dans ces cas d'employer une solution aqueuse ou bien une solution éthérée ? Vous injectez un demi-gros d'éther dans le rectum, et bientôt vous reconnaissez l'odeur de cette substance dans la transpiration pulmonaire, tant son absorption est facile et rapide. Il en est du camphre comme de l'éther ; à peine il a été mis en contact avec la surface muqueuse de l'intestin, que déjà la transpiration pulmonaire traduit au dehors son odeur caractéristique. Cette exhalation qui s'opère à la face interne du poumon n'est elle-même qu'un simple phénomène d'imbibition sur lequel je me réserve plus tard d'appeler et de fixer votre attention.

C'est donc à cette couche de mucus qui, comme une sorte d'épiderme, recouvre les membranes muqueuses, qu'il faut rapporter la lenteur avec laquelle certaines substances sont absorbées. En voulez-vous une preuve ? Observez ce qui va se passer quand je vais appliquer sur la conjonctive d'un lapin une goutte d'acide prussique, le plus énergique de tous les poisons, quand cette substance est pure. A peine le liquide a eu touché la paupière que l'animal est mort. Et cependant vous n'avez là qu'une surface peu étendue, parcourue par les vaisseaux blancs qui ne laissent pénétrer les molécules qu'avec lenteur. Mais d'une part la propriété de s'imbiber que cet acide possède à un si haut degré, d'une autre part, aussi l'absence d'une couche inorganique sur la muqueuse palpébrale, vous expliquent la rapidité des effets de l'agent vénéneux. Ce n'est encore ici qu'un simple phénomène physique, sans aucune altération vitale des tissus, car les vaisseaux sanguins qui rampent à la surface du globe oculaire n'offrent pas même la plus légère trace d'altération.

Il résulte des considérations dans lesquelles je viens d'entrer avec vous, et des expériences exécutées sous vos yeux, que plus une surface absorbante est étendue, plus ses vaisseaux sanguins sont nombreux, plus aussi les effets de l'imbibition devront être rapides. Je me propose de revenir encore sur un sujet aussi important, et de passer en revue quelques autres questions relatives aux absorptions locales et au traitement des empoisonnements par morsures d'animaux vénéneux. Ce sera l'objet de la séance prochaine.

CINQUIÈME LEÇON.

Messieurs,

S'il est des circonstances où le médecin se sert de la voie de l'absorption pour faire pénétrer dans les tissus organisés des agents médicamenteux, il en est d'autres bien plus impérieuses où il doit prévenir l'imbibition de certaines substances et par suite leur transport vers le système nerveux. Supposez un individu mordu par un chien enragé, quelle indication première avez-vous à remplir ? Empêcher d'abord l'imbibition du virus rabique, si toutefois il en est encore temps, car malheureusement dans la plupart des cas, plusieurs heures se sont déjà écoulées depuis l'événement lorsque vous êtes appelé. Et cependant comment se fait-il que souvent on ne voit point se développer d'accidents à la suite de morsures qui n'ont point été soignées, ou du moins qui n'ont été soignées que par des moyens plus ou moins ridicules ? Car vous le savez, chaque pays a ses sortilèges et ses remèdes de bonne femme. Dans telle localité on vante les merveilleux effets de l'omelette, dans telle autre l'efficacité admirable d'un onguent mystérieux. Et ce que je dis de ces moyens absurdes ne peut-il pas aussi s'appliquer à cette foule de médicaments que des praticiens fort distingués d'ailleurs prescrivent à l'intérieur pour neutraliser les effets du virus inoculé ? Qu'arrive-t-il donc dans ces cas où après une morsure non traitée, il ne survient pas d'accidents ? Sur vingt individus mordus par un chien enragé, il en est chez lesquels ces conditions d'imbibition n'ont point eu lieu. Tantôt l'épiderme n'aura été qu'effleuré, et la bave n'aura pu pénétrer à la surface vasculaire du chorion, tantôt la dent de l'animal aura été essuyée par les vêtements et les divers tissus qu'elle a traversés, et alors vous n'avez plus que les conséquences d'une simple blessure. Sur six chiens que j'avais fait mordre par un chien enragé, trois seulement sont devenus hydrophobes, les trois autes n'ont rien éprouvé, parce que sans aucun doute le virus rabique n'avait point été déposé dans un point où il pût être absorbé. C'est ainsi que quand un loup malade de la rage se jette sur un troupeau, toutes les bêtes mordues ne seront point inévitablement atteintes du même mal, parce que, je le répète, il est des circonstances accidentelles qui empêcheront l'imbibition de la bave contagieuse.

Avant qu'une saine théorie ne nous eût fait connaître les moyens rationnels de prévenir l'absorption du virus déposé dans nos tissus, l'empirisme guidé par un instinct aveugle parvenait déjà aux mêmes résultats. Un homme est mordu par un chien enragé, et avec un fer chaud on cautérise profondément la blessure. Que s'est-il passé ? Une opération toute chimique. Vous avez détruit toute espèce de matière animale déposée par la dent infectée, et ainsi les mystérieux phénomènes de la rage ne sont plus à redouter. Mais si malheureusement la plaie était profonde, et que la cautérisation n'intéressât qu'une couche superficielle de tissus, les accidents consécutifs de l'épouvantable maladie ne manqueraient pas de se manifester. Quand on a affaire à un indvidu pusillanime qui redoute l'application du fer incandescent, on peut toucher avec un caustique liquide la partie mordue, et prévenir ainsi le développement de la rage, en détruisant en même temps le virus et les tissus qu'il a touchés.

On a recommandé aussi de bien laver la blessure avec de l'eau fraîche ou tiède, de la faire saigner abondamment; ces moyens sont rationnels et doivent souvent être avantageux. En effet, on peut entraîner ainsi les particules de salive redoutable qui ont été déposées; mais un praticien sage ne sera pas tranquillisé par de simples lotions, car quelques atomes ont pu déjà s'imbiber dans le tissu cellulaire ou les vaisseanx sanguins; et la prudence exige que tout le trajet de la morsure soit cautérisé.

On a beaucoup parlé des ventouses à l'occasion des blessures empoisonnées, et on leur attribuait une sorte d'action merveilleuse. Eh bien! analysez avec moi ce qui se passe dans l'application d'une ventouse comme moyen de s'opposer au développement de la rage, vous n'y verrez qu'un phénomène de simple physique. Je suppose qu'un animal a été blessé par la flèche empoisonnée d'un sauvage, si cette flèche est arrachée à l'instant où elle a pénétré dans les tissus, peut-être ne verra-t-on se développer aucun accident, car il faut un certain temps pour que la substance vénéneuse soit dissoute et emportée au sein de l'économie par les courants sanguins. Aussi l'observation a-t-elle appris à ces peuples barbares que plus le corps vulnérant séjourne dans la plaie, plus ses effets sont redoutables; et c'est pour parvenir à ce but que leurs flèches sont disposées de manière à entrer facilement dans les chairs, mais au contraire à ne pouvoir ressortir, car les dents et les saillies anguleuses dont elles sont hérissées s'opposent à leur retraite du sein des tissus. Vous savez qu'il y a très long-temps qu'on a recours à la succion pour remédier à ces sortes de blessures, et cette pratique ne peut être que fort avantageuse, car on aspire en même temps et le sang et le poison qu'il tient en dissolution. Mais si la plaie est profonde, la succion, loin de donner issue à l'agent vénéneux, l'emprisonnera pour ainsi dire au milieu des parties molles, car ne s'exerçant que sur une surface voisine de la peau, elle rapprochera les lèvres de la solution de continuité. Aussi, dans ce cas, le virus sera facilement absorbé ! C'est par un mécanisme parfaitement analogue à la succion qu'agissent les ventouses. Que se passe-t-il quand vous appliquez une ventouse sur une blessure produite par une arme empoisonnée? Vous faites le vide, c'est-à-dire que la surface qu'elle recouvre se trouve soustraite à la pression atmosphérique, et comme les parties plus profondes sont toujours soumises à cette même pression, il s'en suit que les liquides se trouvent aspirés du centre à la superficie. Mais remarquez que la ventouse est surtout utile en suspendant la circulation capillaire à la circonférence de la plaie, car si l'on n'a pu prévenir l'imbibition du virus, du moins on s'oppose à son transport par les vaisseaux sanguins. L'emploi de ce moyen est donc très rationnel; toutefois je me hâte d'ajouter qu'il n'offre pas une certitude complète. Si en effet la blessure était profonde, qu'elle eût été faite par un animal dont les dents canines sont très longues, tel que le loup, par exemple, vous aurez beau alors suspendre par l'application d'une ventouse la circulation à la superficie du derme, les vaisseaux profonds seront toujours traversés par un courant sanguin, et ils pourront absorber et transporter au loin le principe délétère. Ainsi donc, à la rigueur, on peut se contenter d'une ventouse pour la morsure d'une simple vipère, car le virus n'est point assez actif pour compromettre la vie du malade : mais s'il s'agissait d'un animal dont le venin fût plus actif, le médecin devrait recourir à la cautérisation, seul moyen de détruire avec certitude jusqu'au moindre atôme de l'agent septique.

Je me rappelle avoir été chargé, il y a quelques années par l'académie des sciences d'examiner un moyen proposé comme une sorte de spécifique contre la morsure des animaux vénimeux. C'était une petite pierre verte, insoluble, qu'un voyageur venait de rapporter des Indes où elle jouit d'une grande célébrité. Voici les expériences dont je fus témoin. Ce monsieur ayant fait mordre par une vipère plusieurs lapins, me dit : si maintenant je touche avec la pierre la blessure de ces animaux, je vais neutraliser les effets du poison et prévenir le développement d'accidents consécutifs. Je lui fis observer que pour que l'expérience fût plus concluante, il fallait d'abord examiner ce qui allait arriver aux lapins en ne leur faisant rien. Nous attendîmes donc. Mais quelle ne fut pas la surprise du voyageur de voir que ces animaux n'éprouvaient pas le moindre effet de la morsure de la vipère? Il convint avec la meilleure foi du monde qu'il s'en était laissé imposer par de trompeuses apparences, et il resserra sa petite pierre après avoir répété sur d'autres lapins la même expérience sans avoir vu se développer chez aucun les moindres accidents.

Vous voyez avec quelle réserve on doit se prononcer sur l'efficacité de tel ou tel remède. Si le reptile eût été irrité, que la saison eût été plus chaude, il est probable que la morsure aurait été suivie de symptômes d'empoisonnement, que l'application de la petite pierre n'aurait pu ni prévenir ni combattre.

Supposons maintenant que vous êtes appelé auprès d'une personne qui vient d'être mordue par un animal vénimeux, quelle première indication avez-vous à remplir ? Puisqu'on ne peut pas toujours savoir exactement jusqu'à quelle profondeur la dent a pénétré dans les tissus, il faut d'abord empêcher le transport du virus en appliquant une ligature au-dessus de la blessure. C'est ce que font instinctivement les ouvriers qui travaillent dans la forêt de Fontainebleau; quand ils ont été mordus par une vipère, ils serrent très fortement avec leur mouchoir le membre au-dessus du point où il a été blessé. La circulation veineuse se trouvant ainsi interceptée, l'imbibition locale s'effectue il est vrai, mais le poison ne peut être transporté vers le cœur. Une fois donc la ligature appliquée, il faut détruire avec le caustique ou le fer incandescent tous les tissus que la dent de l'animal a touchés, car il peut se faire que déjà une partie de l'agent vénéneux ait pénétré par voie d'imbibition. Faisons maintenant sur l'animal vivant l'application des principes que je viens de vous énoncer.

J'enfonce dans la patte de ce lapin une petite allumette enduite d'extrait alcoolique de noix vomique; observons ce qui va se passer. Comme la substance vénéneuse est solide, et que les vaisseaux avec lesquels elle se trouve en contact sont peu nombreux, il faut du temps pour qu'elle soit dissoute et transportée dans le torrent de la circulation. Voilà les premiers symptômes qui apparaissent, les membres offrent de la rigidité. Si je serre fortement la cuisse avec une ligature, aussitôt, vous le voyez, les accidents sont suspendus. En effet, j'intercepte la circulation, et j'empêche le poison imbibé d'être transporté vers le système nerveux. Mais ce n'est pas tout, il faut maintenant détruire les tissus que le virus a touchés; aussi vous voyez qu'avec un pinceau imbibé d'acide sulfurique, je cautérise tout le trajet de la plaie par laquelle j'ai introduit l'allumette empoisonnée. Si l'expérience a été bien faite, je peux maintenant couper la ligature, et la circulation pourra se rétablir sans danger pour l'animal. (Au moment où M. Magendie ôte la ligature, l'animal est pris de convulsions tétaniques et tombe sans mouvement sur la table, on le croit mort). Il paraît, continue le professeur, que nous n'avons pas détruit avec le caustique tout le poison déposé dans la blessure, ou que déjà une trop grande partie était passée dans les veines; je vais séparer le membre du tronc afin d'examiner l'état des parties. (La douleur produite par la section de la patte rappelle à lui l'animal qui se redresse aussitôt, et cherche à s'échapper). Je suis bien aise de cet incident, reprend M. Magendie qui partage l'hilarité de l'auditoire, car cela me fait songer que j'ai omis de vous indiquer l'amputation du membre blessé comme moyen de prévenir l'absorption du virus. C'est là sans doute une ressource extrême, mais il est des circonstances où il faut y avoir recours: ce sont celles où l'on n'a point d'autre moyen à sa disposition, et où l'agent délétère est très actif. Vous avez peut-être entendu parler de cet homme qui faisait métier de montrer des serpents pour de l'argent, et qui fut mordu un jour à la main par un serpent à sonnette, animal essentiellement vénimeux. Il ne se trouva là que des personnes ignorantes qui firent appliquer des sangsues et des cataplasmes au lieu d'attaquer directement le principe virulent, et cet homme succomba en peu d'instants. Sa femme continua d'exercer le même métier, d'autant plus que l'accident arrivé à son mari avait acquis au serpent une célébrité qu'elle savait exploiter à son profit. Le même animal ayant mordu peu de temps après au doigt le domestique qui le faisait voir, cette femme, instruite par l'expérience du premier accident, n'hésita pas à couper aussitôt avec un tranchet le doigt qui venait d'être blessé, et prévint ainsi le développement d'accidents qu'elle savait être mortels. Plus heureux que son maître, le domestique en fut quitte pour une légère mutilation.

Vous vous rappelez quelles conséquences thérapeutiques nous avons déduites de l'étude de l'absorption pour les différents tissus de l'économie vivante. Mais il est des circonstances locales qui peuvent empêcher l'imbibition des liquides, et il est un fait sur lequel je dois appeler votre attention. Quand vous voulez mettre à nu le réseau vasculaire du chorion, il n'est pas indifférent d'employer tel ou tel procédé pour enlever la couche épidermique. Je me rappelle qu'un jour que je faisais des expériences en public sur l'absorption, je versai sur la peau de l'animal de l'eau bouillante afin de produire une phlyctène, et de mettre le derme à nu. Ayant donné issue à la sérosité, j'appliquai sur la surface dénudée la substance que je voulais faire absorber, mais je ne vis rien qui annonçât son passage dans le torrent de la circulation. J'expérimentai avec l'acide prussique, et les résultats furent complètement négatifs. Alors en examinant la peau, je m'aperçus que son tissu avait été racorni et en quelque serte désorganisé par le contact de l'eau bouillante, que les vaisseaux capillaires avaient été oblitérés, et je compris alors comment l'absorption n'avait pu s'effectuer.

Il en est à peu près de même des frictions ammoniacales. Elles produisent, il est vrai, une vésication très rapide, mais elles altèrent aussi le réseau vasculaire sous-édipermique, et dès lors les conditions d'imbibition et d'absorption sont moins favorables.

Certaines altérations organiques de la peau et des autres tissus se traitent par les caustiques, tels que le sublimé, la pâte arsenicale, le nitrate acide de mercure, etc.; mais il faut, dans l'emploi de pareils moyens, une grande circonspection et une connaissance approfondie des lois qui président à l'absorption. Avez-vous affaire à des surfaces modifiées, à des tissus transformés dans lesquels il n'y a plus de circulation capillaire, vous pouvez sans danger y porter le caustique. Mais si de pareilles applications étaient faites sur une surface saine, sur un tissu bien organisé où l'absorption se fait régulièrement, vous pouvez voir se développer les accidents les plus formidables. L'histoire de la chirurgie mentionne plus d'un empoisonnement produit de cette manière. L'étude du mécanisme physique de l'absorption pourra seule vous faire éviter de semblables écueils qui compromettent tout à la fois et la vie du malade et la réputation du médecin.

SIXIÈME LEÇON.

Messieurs,

Un événement déplorable s'est passé ces jours derniers dans un de nos grands hôpitaux. On pratiquait l'amputation du bras dans l'articulation scapulo-humérale à raison d'une grave brûlure; le malade est mort subitement au moment où le chirurgien venait de terminer le premier lambeau. Je ne connais point ce fait dans ses détails, et je n'ai point d'ailleurs à vous en entrenir. Mais il a été dit, et les journaux ont répété, que ce malade avait succombé à l'introduction accidentelle de l'air dans les veines. Cette introduction étant un phénomène entièrement physique, le physicien seul peut en rendre raison et s'opposer à ses conséquences presque toujours funestes. Averti par cet accident si triste et pour la victime et pour l'opérateur, vous sentez de quelle importance il est pour un chirurgien qui peut redouter un semblable malheur, d'être en mesure d'y remédier, et d'avoir à sa disposition les moyens propres à porter au malade de prompts secours. Mais telle est la rapidité avec laquelle la mort survient que souvent tous les efforts de l'art sont impuissants; toutefois le chirurgien ne doit point négliger d'y avoir recours; car quels que soient les résultats, il aura la consolation d'avoir épuisé pour sauver son malade toutes les ressources que la science mettait à sa disposition.

Ce fait du reste n'est point unique dans les fastes de la chirurgie. Un homme qu'on n'accusera ni de maladresse, ni de défaut d'expérience, Dupuytren, faisait sur un jeune homme l'extirpation d'une tumeur volumineuse, située dans le voisinage de la clavicule. Dans la succession des divers mouvemens de l'instrument, il ouvrit la veine sous-clavière, à ce que je crois, et à l'instant même le malade s'agita violemment en s'écriant : *Ah! mon Dieu, je me meurs!* puis il perdit connaissance. Au même moment Dupuytren entendit dans la poitrine un sifflement étrange, et croyant avoir ouvert la plèvre, il appliqua sur la plaie un tampon de charpie, afin de prévenir une nouvelle introduction de l'air dans la cavité thorachique. Ce fut en vain qu'il jeta de l'eau au visage du malade, qu'il lui fit respirer du vinaigre, de l'éther, tous moyens propres à faire cesser la syncope, le malade expira. A l'ouverture du corps on reconnut que la plèvre n'avait point été intéressée, mais on trouva une notable quantité d'air dans les cavités droites du cœur et dans le système veineux sanguin.

Comme des phénomènes de cette nature appartiennent exclusivement aux lois de la physique, et comme ils se rapprochent de l'objet actuel de nos études, je me propose dans cette leçon de vous entretenir de l'entrée accidentelle de l'air dans les veines. Fidèle à la marche que j'ai adoptée, je procéderai dans l'examen de cette question par la voie expérimentale.

Je viens de mettre à découvert sur ce chien la veine jugulaire externe. Vous voyez que ce vaisseau est animé d'un double mouvement, il se gonfle et s'affaisse alternativement, suivant que l'animal accélère ou ralentit ses mouvements respiratoires. Ce flux et ce reflux du courant sanguin dans l'intérieur de la veine n'est qu'un phénomène de pure mécanique; car, de même que l'air pénètre dans la trachée artère quand la poitrine se dilate, de même le sang est poussé par la pression atmosphérique dans l'intérieur de la cavité thorachique. Supposez maintenant que cette veine est coupée en travers et que son orifice reste béant, l'air entrera dans sa cavité par le même mécanisme qu'il pénètre dans la trachée. Pourquoi donc dans la saignée l'air ne s'introduit-il pas par l'ouverture qu'a faite la lancette? parce que les parois du vaisseau divisé sont minces et flexibles, et s'appliquant l'une contre l'autre, à la manière d'une soupape, elles empêchent l'entrée de l'air atmosphérique. Si vous supposez le tuyau veineux constitué par des parois inflexibles, comme on l'observe dans l'ossification des artères, alors à chaque inspiration l'air pénétrera librement par l'ouverture artificielle que vous aurez pratiquée. C'est ainsi que, par une disposition anatomique dont vous vous expliquez facilement les avantages, la nature a formé la trachée artère de cerceaux cartilagineux qui maintiennent toujours ce conduit ouvert. Si au contraire la trachée était molle et membraneuse comme l'œsophage, elle s'affaisserait au moment de l'inspiration, et l'air ne pénétrerait pas dans les bronches. Vous concevez maintenant comment il peut se faire que dans une opération chirurgicale, une veine placée au milieu d'un tissu squirreux ou endurci, et y adhérant de toute part, ne puisse s'affaisser sous la pression de l'air, et alors elle se trouve dans les conditions d'un tuyau inflexible. C'est ce qui arrive quelquefois quand on saigne un cheval, au moment où l'on soulève l'orifice du vaisseau divisé pour l'embrasser avec la peau dans une ligature. C'est aussi ce que l'on peut produire à volonté sur un animal, soit en soulevant avec la pince la paroi d'une veine, soit en y introduisant une sonde; car alors on substitue à un tuyau flexible un tuyau à parois résistantes.

Étudions maintenant les effets de cette entrée accidentelle de l'air dans les veines. Bichat, dans vingt endroits de ses ouvrages, répète qu'il suffit qu'une seule bulle d'air pénètre dans le torrent circulatoire pour que la mort arrive; car, dit-il, le système sanguin a des propriétés vitales en rapport avec certaines conditions du sang, et si par malheur il s'y mêle un fluide qui ne soit plus en harmonie avec ces propriétés, aussitôt l'animal succombe. Mais malheureusement cette théorie fondée sur les propriétés vitales, est entièrement fausse; car on peut impunément faire pénétrer une assez grande quantité d'air dans les veines d'un animal, pourvu qu'on ait la précaution de ne l'introduire que lentement et pour ainsi dire, bulle à bulle, afin qu'il ait le temps de se diviser dans le sang. Faisons cette expérience devant vous.

Après avoir lié le bout supérieur de la veine jugulaire de cet animal, afin de prévenir l'écoulement du sang, j'incise le vaisseau, puis j'introduis dans l'ouverture que je viens de pratiquer, la canule d'une petite seringue pleine d'air. Je pousse lentement le piston, et déjà, vous le voyez, une certaine quantité d'air a été injectée sans que l'animal s'en aperçoive. Donc, l'opinion de Bichat sur les effets de l'introduction d'une bulle d'air dans le sang est complètement erronée. Je dis plus, j'ai la certitude expérimentale que la même chose se passe chez l'homme; il m'est arrivé plusieurs fois en injectant divers liquides dans les veines maalde, d'un d'y voir pénétrer en même temps quelques bulles d'air. Or, je n'ai point eu la moindrs inquiétude sur les conséquences de cette introduction, car elle s'effectuait lentement, et je savais par mes épreuves sur les animaux qu'elle n'aurait point de suites fâcheuses. Il est même tel animal dont le système vasculaire peut admettre des quantités considérables d'air, sans que les fonctions en éprouvent un trouble notable. Faisant avec M. Dupuy des expériences à l'école vétérinaire d'Alfort, j'ai pu injecter dans les veines d'un cheval plus de quarante litres d'air avant que l'animal succombât à l'énorme distension des vaisseaux, produite par l'accumulation de ce fluide élastique.

Si maintenant j'injecte dans la jugulaire de ce chien, qui vient de nous servir à notre première expérience, l'air renfermé dans cette petite seringue, mais en ayant soin de le faire pénétrer rapidement et en masse, que va-t-il se passer? Vous le voyez: l'animal se débat violemment, il pousse des cris aigus, il va périr. Remarquez que ce n'est pas la force avec laquelle l'air a été poussé, qui a occasionné la mort, car il a fallu que l'animal fît une forte inspiration pour qu'il pût pénétrer dans les cavités droites du cœur. Ouvrons maintenant la poitrine, afin de constater les lésions que nous devons rencontrer. Le cœur est tellement gonflé qu'il distend énormément le péricarde; cette enveloppe fibro-séreuse est si intimement appliquée sur la face externe de l'organe qu'elle embrasse, que c'est à peine si je peux l'inciser avec la pointe de mon scalpel. Les parois du cœur sont distendues comme celles d'une vessie qu'on vient d'insuffler, et ce gonflement porte spécialement sur les cavités droites, car les cavités gauches sont presque vides. Et, en effet, il doit en être ainsi quand la mort est aussi rapide, l'air n'a pas encore eu le temps de passer à travers le poumon pour pénétrer dans le système artériel. Quel est l'état du sang renfermé dans le côté veineux du cœur? il s'offre à vous sous la forme d'une écume légère, résultat de son mélange intime avec l'air. A la couleur près, on dirait des œufs fouettés. C'est à l'agitation brusque et rapide de l'air et du sang dans le ventricule, pendant la systole et la diastole du cœur qu'il faut rapporter ce frémissement vibratoire, ces craquements que perçoit l'oreille appliquée sur la région précordiale, un instant après l'introduction de l'air dans les veines et qui en est le signe caractéristique.

Il est une circonstance importante à noter, quant à l'introduction accidentelle de l'air ; elle ne se fait pas aussi facilement pour toutes les veines. On peut établir en principe que, plus une veine est éloignée de l'organe central de la circulation, moins il y a de chances pour que l'air y pénètre éventuellement. C'est ainsi que jamais cet accident ne survient chez l'homme, à la suite de la saignée du bras, et que la veine jugulaire droite y est plus exposée que la gauche, à cause de la différence dans la longueur des sous-clavières, etc.

Je vais répéter l'expérience que vous venez de voir sur un autre animal; seulement, au lieu d'injecter moi-même l'air dans le système vasculaire, je le laisserai pénétrer naturellement dans la veine, et pour cela il me suffit d'introduire dans ce vaisseau une sonde en gomme élastique. En effet, je substitue des parois résistantes à des parois flexibles, et un orifice béant à un tube à soupape. Observez ce qui se passe. A chaque inspiration un peu forte, vous entendez l'air entrer en sifflant, et à chaque expiration il ressort mousseux. Vous pouvez même, en appliquant l'oreille sur la poitrine, distinguer ce bruit singulier dont je vous ai expliqué le mécanisme et la formation. Encore quelques instants et l'animal aura succombé. Ne peut-on pas, au lieu de rester ici simple spectateur, l'empêcher de périr? Oui, pourvu toutefois qu'une trop grande quantité d'air n'ait point déjà pénétré dans le système circulatoire. Si, après avoir adapté la canule de ma seringue à l'orifice de la sonde, je viens à faire le vide, vous voyez qu'à chaque coup de piston j'aspire une certaine partie du sang renfermé dans les cavités droites, et ce sang sort spumeux par suite de son mélange intime avec l'air. Vous avez un moyen bien facile de vous assurer s'il en existe encore dans l'oreillette ou le ventricule; il vous suffit d'appliquer l'oreille sur le thorax, afin de reconnaître si vous entendez encore le frémissement caractéristique. Je ne distingue plus aucun bruit; aussi l'animal paraît moins agité, et je suis persuadé qu'il survivra à notre experience. Faisons maintenant à l'homme l'application de ces principes. Supposez que, pendant le cours d'une opération faite dans le voisinage de la clavicule, il y ait malheureusement entrée accidentelle de l'air dans la veine, que devrez-vous faire pour sauver le malade? suspendre aussitôt l'opération, introduire une sonde dans le vaisseau divisé, et aspirer avec une seringue, ou au besoin avec la bouche, tout l'air que vous pourrez retirer. Il n'y a pas à hésiter en semblable circonstance, car vous savez que les accidents sont produits par la distension du cœur, et ce n'est qu'en donnant issue sans retard au gaz raréfié qui dilate ses cavités, que vous avez la chance d'arracher le malade à une mort prompte et inévitable.

En présence de semblables phénomènes, je crois inutile d'insister davantage sur la nécessité d'envisager les études physiques comme une branche importante de l'éducation médicale. C'est pour avoir été étranger à ces connaissances, que des chirurgiens très-habiles et du plus grand savoir ont pu rester témoins inutiles du spectacle déchirant d'un homme qui meurt à la suite d'accidents dont il était possible d'éloigner les conséquences désastreuses.

Messieurs, une grande et importante règle pratique ressort des faits et des explications que je viens d'avoir l'honneur de vous exposer. Toutes les fois qu'une opération chirurgicale peut amener accidentellement ou nécessairement la lésion des gros troncs veineux, ou simplement des veines voisines du cœur, le chirurgien doit se prémunir des instruments propres à aspirer dans le cœur l'air qui aurait inopinément pu y pénétrer.

SEPTIÈME LEÇON.

Messieurs,

Il est un certain nombre de maladies qui se transmettent par la voie de contagion; l'examen de cette transmission rentre naturellement dans le cercle de nos études sur l'imbibition. En effet, on ne peut concevoir un semblable phénomène qu'en admettent l'existence d'une substance morbide qui, émanée du corps d'un individu malade, est capable de développer le même mal sur un individu sain. Or, aucune substance solide, liquide ou gazeuse ne peut pénétrer dans l'économie vivante par une autre voie que celle de l'absorption, quelle que soit d'ailleurs la surface où celle-ci s'effectue. Et comme ces maladies se transmettent, non pas par des influences à distance, mais bien par le contact direct, soit du malade lui-même, soit des matières qui lui ont appartenu, il faut bien demander aux lois physiques l'explication du mécanisme de ce mode de transmission. Telle est la question qui doit nous occuper aujourd'hui.

Mais avant de nous engager dans cette recherche, il n'est pas sans intérêt de bien spécifier quelles sont les maladies réellement contagieuses, car il en est un certain nombre qui, réputées telles, ne le sont assurément pas. Ouvrez notre Code sanitaire. N'est-ce pas une chose affligeante de voir que ces questions, essentiellement du ressort de la médecine, ont été résolues par des hommes étrangers à cette science, et que notre législation médicale repose encore sur les assertions les plus erronées? Ainsi la loi reconnaît cinq maladies contagieuses et elle punit de mort tout individu qui viendrait à enfreindre les réglements qu'elle a tracés pour prévenir leur introduction. Eh bien! sur ces cinq maladies, quatre au moins devraient être rayées de la liste. Vous voyez quelles conséquences déplorables découlent de semblables lois; aussi je n'hésite pas à regarder comme urgente et indispensable une révision complète de notre Code sanitaire. Jetons un rapide coup-d'œil sur ces maladies, et discutons les principaux arguments sur lesquels on s'appuie pour prouver leur nature contagieuse.

Typhus. Lors de la désastreuse retraite de Russie, l'armée française décimée par un typhus meurtrier venait d'atteindre nos frontières. L'épouvante qu'inspirait aux populations cette maladie que l'on considérait alors comme contagieuse, fit prendre toutes les mesures qu'on supposait propres à prévenir l'invasion du fléau; des commissions médicales parcouraient le pays, formulaient des instructions, des cordons sanitaires étaient disposés de distance en distance, et cependant le typhus avançait, partout il moissonnait de nombreuses victimes, bientôt même il sévit au milieu de la capitale. C'est alors que nos hôpitaux encombrés ne purent suffire au nombre des militaires que la maladie frappait; car celle-ci semblait se jouer des précautions que l'on imaginait pour se mettre à l'abri de ses atteintes. Qu'est-il résulté de cet ensemble de faits, de cette série de tristes résultats? c'est qu'aujourd'hui personne ne viendrait proposer la formation de cordons sanitaires. En effet, on sait d'une manière positive dans quelles circonstances et par quelles voies le typhus se transmet. Ce n'est point, comme on l'avait cru, par le contact des vêtements, du linge, des tissus laineux, ayant touché le corps d'un individu affecté, que la maladie se communique, mais c'est par la voie de la respiration. Supposons un nombre quelconque de personnes atteintes du typhus, renfermées dans une salle peu spacieuse, dont l'air n'est point facilement renouvelé, vous pouvez impunément les toucher; mais si vous respirez au milieu de cette atmosphère chargée de particules animales, provenant de l'exhalation pulmonaire et de la transpiration cutanée, c'est alors que vous courez de grandes chances de contracter la maladie. J'ai vu des étudiants en médecine, au sortir de l'hôpital où ils étaient venus une seule fois suivre ma visite, frappés par le fléau, succomber en peu de jours, sans jamais l'avoir transmise dans leur habitation. Ainsi j'admets volontiers un principe contagieux dans le typhus, mais je nie le mode de transmission indiqué par la loi. Car, d'une part, celle-ci ne prévoit point le transport de miasmes délétères par l'air atmosphérique, et, d'une autre part, l'expérience a prouvé qu'on peut en toute sécurité toucher les malades, pourvu toutefois que l'épiderme cutané soit intact. Mais sachez que, si malheureusement vous aviez à la peau quelques excoriations, rien ne s'opposerait à l'imbibition du principe contagieux, et les accidents les plus graves ne tarderaient pas à se développer. Quant à la question de transmission des maladies par l'air atmosphérique, nous y reviendrons plus tard, en traitant de la perméabilité de nos tissus pour les gaz et les vapeurs. J'ai voulu seulement vous faire constater ici ce phénomène, afin que vous puissiez saisir le mécanisme par lequel s'opère la contagion.

Choléra. J'ai vu et étudié cette maladie dans diverses contrées, je l'ai observée sous toutes les formes, j'ai traité plus de mille cholériques en ville et à l'hôpital, je puis dire que ma conviction est pleine et entière à l'égard de son mode de transmission. Je n'ai jamais rien vu qui pût me faire soupçonner que le choléra fût contagieux, soit par le contact médiat ou immédiat, soit même à la manière du typhus. Je sais que quelques personnes professent des opinions différentes. Mais, je le répète, j'ai vécu pendant plus de six mois jour et nuit au milieu de la maladie, l'observant dans toutes ses phases, j'ai fait à ce sujet de nombreuses expériences; aussi je suis profondément convaincu que, dans aucune circonstance, le choléra ne se transmet par voie de contagion. Si j'avais à donner ma voix comme député sur une loi sanitaire, je voterais, en toute sécurité de conscience, pour qu'on rayât cette maladie du nombre des maladies contagieuses.

Fièvre jaune. On la voit rarement en Europe; mais on l'a très bien étudiée sur les lieux où elle sévit habituellement, et son histoire est aujourd'hui parfaitement connue. On sait que cette maladie ne se gagne pas d'homme à homme, ni de malade à individu sain, mais qu'elle se transmet par le fait de l'infection et du dégagement dans l'atmosphère de matières animales en putréfaction. Nous ferons à ce sujet des expériences. Vous verrez que quelques atômes de ces matières suffisent pour développer chez l'animal vivant tous les symptômes principaux qui caractérisent la fièvre jaune. Un des phénomènes les plus constants qu'on observe dans cette maladie, surtout lorsqu'elle doit avoir une terminaison funeste, c'est le vomissement de matière noires. Eh bien! si vous introduisez dans le système sanguin d'un chien quelques gouttes d'eau ayant séjourné sur des débris de poisson ou de viande dans un état de fermentation putrides, vous voyez l'animal présenter une activité singulière ; bientôt la fièvre s'allume, il se couche, refuse des aliments et vomit des quantités énormes de ces matières noires qui constituent un phénomène si caractéristique. On sait aussi que dans toutes les circonstances où la fièvre jaune se développe, l'air a été vicié et corrompu par le dégagement de produits animaux putréfiés. C'est ainsi qu'il n'est pas rare de la voir éclater lorsqu'un bâtiment chargé de morue, ayant échoué dans le voisinage d'une ville, les marchandises entassées exhalent dans l'atmosphère des miasmes infects. Qu'on jette à la mer ces matières corrompues, et bientôt la maladie disparaîtra. Ainsi, quand la cause qui produit et entretient la fièvre jaune est parfaitement connue, il suffit de s'en garantir pour n'avoir rien à redouter de ce terrible fléau; il n'en est pas de même du choléra, car nous ignorons complètement les circonstances qui favorisent son développement. Ce que j'ai dit de cette dernière maladie, je la répéterai aussi pour la fièvre jaune : celle-ci doit être rayée du cadre des maladies contagieuses admises par notre législation actuelle.

Lèpre. A voir l'accueil qu'un lépreux reçoit à son arrivée dans un hôpital, le soin avec lequel on l'examine, l'intérêt que nous mettons à le faire peindre, les nombreux curieux qui s'empressent de le visiter, on ne soupçonnerait pas que la loi punit de mort quiconque est convaincu d'avoir communiqué avec un individu aussi intéressant. Et telle est pourtant la rigueur de notre code sanitaire, qui compte la lèpre au nombre des cinq maladies contagieuses. Le bon sens public a fait justice chez nous d'une législation ridicule et barbare; mais elle n'en existe pas moins et pourrait d'un instant à l'autre être remise en vigueur. Quant à la lèpre qui règne dans les pays chauds, il paraît qu'on isole encore les malheureux qui en sont atteints, et que la contagion inspire toujours la même frayeur. Comme je ne l'ai point observée dans ces contrées-là, je n'ai point d'opinion bien arrêtée à cet égard, bien que je sois porté à penser que l'on a beaucoup exagéré les motifs d'après lesquels elle est supposée contagieuse.

Peste. De toutes les maladies réputées transmissibles, celle-ci exige de notre part l'examen le plus attentif et le plus consciencieux; car son caractère meurtrier inspire partout l'épouvante et l'effroi. Si, comme on l'affirme, elle était susceptible de se transmettre par le linge, les vêtements, la laine, les peaux d'animaux, que sais-je enfin, par toute cette série de substances qu'indique notre code sanitaire, nous serions les premiers à applaudir aux mesures rigoureuses de notre législation. Envisagée sous le point de vue médical et scientifique, la nature contagieuse de la peste est-elle bien démontrée? C'est par une tradition qui remonte jusqu'aux temps les plus barbares, que cette maladie est considérée comme pouvant se propager par voie de contagion; mais alors les sciences physiques et chimiques étaient encore au berceau; l'art d'interroger la nature à l'aide des expériences était à peu près inconnu. C'est donc par une sorte d'instinct de conservation plutôt que par des faits bien observés qu'on est arrivé à regarder la peste comme contagieuse. Le fléau apparaissait-il dans quelque endroit? un effroi général s'emparait des populations voisines; chacun s'empressait de fuir, et si quelqu'un était assez téméraire pour communiquer avec les lieux infectés, la société le repoussait et l'isolait comme un membre dangereux. Ainsi la peur seule prononçait sur le caractère de la maladie, et la peau, vous le savez, n'a pas des idées bien nettes. Je me défie autant du médecin enthousiaste qui s'exprime en termes chaleureux, que de celui qui raisonne en tremblant sur une question de mort. Il faut donc avant tout, dans les questions graves, du calme et du sang-froid; il faut être habitué aux expériences délicates pour rechercher ces atômes fugitifs et imperceptibles, propres à transmettre une maladie; il faut enfin ne se laisser dominer ni par la crainte de l'opinion, ni par un respect aveugle pour d'anciens préjugés.

J'ai visité la plupart de nos villes à lazaret, et

parmi les médecins attachés à ces localités, il en est qui ne croient pas à la contagion de la peste. Mais ils se gardent bien d'émettre publiquement une semblable opinion, car ils se feraient le plus grand tort pour leur clientelle. Si à Marseille ou à Toulon un praticien venait à nier la nature contagieuse de cette terrible maladie, il n'y aurait qu'un cri unanime de réprobation, car avant tout le public a peur, et il aime mieux qu'on prenne trop de précautions, fussent-elles très onéreuses, que de paraître en négliger quelqu'une. Jetons un rapide coup-d'œil sur les mesures sanitaires adoptées dans les lazarets français ou autres.

L'idée fondamentale sur laquelle repose la police médicale de ces établissements est celle-ci : la peste ne se transmet que par le contact, l'air atmosphérique ne peut servir de voie de transport au principe contagieux. Vous pourrez à la rigueur entrer dans la chambre d'un pestiféré, mais on a eu préalablement soin de vous revêtir d'un accoutrement assez bizarre. Ainsi, après vous être affublé d'un grand domino en taffetas gommé, d'un masque et d'un gant de la même étoffe, vous pouvez approcher du lit du malade, vous pouvez même le toucher, pourvu qu'il n'y ait pas contact immédiat de votre main; mais si malheureusement votre peau venait à effleurer la sienne, ou seulement quelqu'un des vêtements qui lui appartiennent, oh! alors vous devez inévitablement être atteint de la maladie. Telle est la base de la doctrine sur la contagion de la peste, et tout dans les lazarets est sur ce pied-là. Ainsi vous passez entre deux haies formées par des ballots de laine, vous pouvez les considérer sans danger, bien que de petites parcelles de laine chassées par le vent voltigent dans l'air et s'arrêtent sur votre visage ou vos vêtemens. Mais, vous dit le gardien, si par malheur votre habit venait à frôler quelqu'un des ballots en suspicion, vous seriez un homme perdu. Et en effet, le réglement veut qu'aussitôt le capitaine de lazaret s'empare de votre personne et vous fasse garder isolé pendant tous le temps qu'on peut redouter le développement de la maladie.

Une fois les balles de coton et de laine déposées dans le lazaret, comment s'assurer qu'elles ne renferment pas le germe de la peste? Voici l'épreuve à laquelle on les soumet. Un portefaix plonge son bras au milieu d'une balle, l'y agite en tous sens, puis il le retire et la referme soigneusement. Telle est la manœuvre dont je fus témoin; alors le gardien ajouta : Si dans quinze jours cet homme n'a pas la peste, c'est une preuve que la balle n'est pas infectée. Quoi de plus ridicule, je vous le demande, que cette manière de procéder? Comment, parce qu'un homme a pu plonger impunément sa main au milieu d'une balle de coton, on sera en droit de conclure qu'aucun germe contagieux n'y est déposé? Et d'ailleurs pourquoi refuser à l'air atmosphérique la propriété de transmettre ces atômes imperceptibles, quand nous voyons se propager par cette voie le principe contagieux du typhus, de la variole? Aussi, remarquez qu'il n'y a pas exemple qu'un de ces portefaix ait jamais été atteint de la peste pour avoir mis ainsi son bras en contact avec des tissus suspects. Je me rappelle qu'étant à Marseille un de ces hommes eut au doigt un léger furoncle; déjà tout le lazaret était en émoi, déjà l'un croyait à l'invasion du redoutable fléau : heureusement que le furoncle guérit sans conséquences fâcheuses, et peu à peu l'alarme se dissipa. Aussi, dans l'état actuel de la science, il est impossible de savoir au juste quel est le véritable caractère de la peste. Toutefois, s'il est vrai que des *germes contagieux* puissent s'attacher à du coton ou à de la laine, il est de toute évidence que les procédés qu'on emploie pour constater leur présence sont essentiellement défectueux. D'abord telle doit être la ténuité du miasme délétère qu'il faudrait, pour le trouver, examiner brin à brin chaque filament des tissus suspects. Ensuite, par quelle singulière exception à toutes les lois connues de l'imbibition, la peau, protégée par son enveloppe épidermique, jouirait-elle de facultés absorbantes aussi énergiques, tandis que la surface pulmonaire en serait complètement dépourvue? Voilà qui est opposé à tout ce qu'enseignent l'expérience et le raisonnement.

Ainsi donc pour résumer, il est impossible d'admettre que la peste soit contagieuse par le seul contact sur la peau, soit d'un individu malade à un individu sain, soit au moyen de substances intermédiaires qui seraient dépositaires du principe morbide. Tant que l'épiderme sera intact, il n'y aura pas d'imbibition. C'est par l'absorption pulmonaire qu'en général les miasmes pénètrent dans l'économie; aussi avons-nous recours dans nos laboratoires aux fumigations de chlore pour détruire les matières animales suspendues dans l'air atmosphérique. Autrefois ou brûlait des substances aromatiques, afin de chasser les miasmes contagieux; or, vous savez que ce moyen est tout-à fait insignifiant; maintenant dans nos lazarets on emploie d'autres procédés aussi inefficaces que les fumigations odorantes, et qui, au lieu d'agir sur la peste, n'agissent que sur l'imagiuation effrayée.

Si, le réglement du fameux lazaret de Marseille à la main, nous énumérions toutes les règles, les pratiques absurdes qu'il contient, toutes les assertions bizarres et dignes d'un autre temps, vous seriez confondus qu'en 1836, dans un pays où les sciences physiques brillent du plus vif éclat, où elles portent partout la lumière et le positif, le commerce, l'armée, la marine, les voyageurs restent soumis à des mesures sévères, coûteuses, souvent nuisibles, presque toujours absurdes et dignes enfin de l'état de barbarie dont nous avons la prétention d'être sortis.

Mais le temps ne nous permet pas d'entrer dans cette discussion, bien que je n'en connaisse pas de plus digne de l'attention des médecins et des gouvernements.

HUITIÈME LEÇON.

Messieurs,

Vous avez vu que des cinq maladies que la loi désigne comme essentiellement contagieuses, il en est quatre, le typhus, le choléra, la fièvre jaune et la lèpre, dont tout médecin éclairé nie positivement la contagion. Quant à la peste, je vous ai fait part de mes doutes. Supposer que le principe contagieux se communique par l'imbibition de l'épiderme, à l'exclusion de l'absorption pulmonaire, c'est un paradoxe que repousse une saine physiologie. Comme d'ailleurs cette opinion ne repose sur aucune expérience directe, et qu'elle est enveloppée d'un nuage de préjugés que la peur épaissit encore, il est de toute nécessité qu'un nouvel examen vienne éclairer cette question délicate. M. Clot-Bey, en Egypte, qui vient de vivre et d'exercer son art au milieu d'une peste meurtrière, nie qu'elle soit contagieuse, et M. Brayer, médecin honorable qui a vécu long-temps à Constantinople, en est revenu, emportant la conviction intime que cette maladie ne peut se transmettre de l'homme malade à l'homme sain.

Il résulte de la sévérité même des lois sanitaires

que le plus souvent elles ne sont pas exécutées. Voyez en effet ce qui est arrivé lors de la dernière épidémie de choléra à Paris. Si on eût voulu recourir aux précautions indiquées par le code, prendre des mesures d'isolement, susprendre les communications, séparer violemment les malades de leurs familles, on eût bouleversé la capitale. C'est surtout dans les ports de mer que ces mesures dites sanitaires sont exécutées dans toute leur rigueur, car les rapports par terre sont beaucoup plus difficile à suspendre. Au retour d'un voyage dans le nord de l'Angleterre où j'avais été étudier le choléra, je passai par Boulogne; me trouvant en soirée avec divers personnages de la ville, on me raconta qu'on y avait tiré à boulet sur un bâtiment étranger qui avait voulu pénétrer dans le port sans avoir été soumis préalablement aux mesures sanitaires. Je leur dis alors : » Messieurs, si quelqu'un doit vous apporter » le choléra, c'est moi; car j'arrive à l'instant » des lieux où il sévit, même les vêtements que » j'ai sur moi sont ceux que je portais en vi- » sitant les malades. Ainsi nous sommes tous » compromis pour la quarantaine. » Comme chacun avait intérêt à se taire, on ne répandit point cette nouvelle-là; mais on me recommanda plus de discrétion, m'assurant que ma personne ne serait pas en sûreté dans la ville, si *ce bruit venait à circuler.*

On ne peut nier que certaines maladies n'aient le fatal privilége de se transmettre par voie de contagion ; telles sont la variole, la rage et la syphilis, etc. Les conditions physiques de cette transmission sont bien connues, mais l'agent spécial destiné à servir de germe reproducteur de la maladie a constamment échappé à notre investigation.

Comment le pus qui s'écoule d'une ulcération vénérienne a-t-il la propriété, quand il est déposé sur une surface où il peut être absorbé, de donner lieu au développement ultérieur de la syphilis? Le chimiste le plus habile n'a pu nous dire en quoi la suppuration du chancre diffère du pus fourni par une ulcération de nature non spécifique. Les parties par lesquelles on contracte la maladie vénérienne sont dans les conditions les plus favorables pour l'imbibition du principe virulent, car elles ne sont protégées que par un épiderme très-mince et elles sont parcourues par de nombreux vaisseaux sanguins. Ajoutez à cela que dans l'acte du coït tout concourt à favoriser l'absorption du virus; la température élevée et l'humidité des parties génitales, les frictions que les organes sexuels exercent l'un contre l'autre sont autant de circonstances propres à accélérer l'imbibition.

On a proposé différents moyens pour se préserver de la syphilis. Telle est cette poudre, dans laquelle entre de la chaux pulvérisée, que l'on trouve chez certains apothicaires, et dont il suffit, dit-on, de se saupoudrer le gland pour pouvoir ensuite se livrer sans danger à un coït impur. Il y a quelques années qu'un médecin à Paris annonça avoir découvert une poudre propre à prévenir la contagion, et voici sur quelles expériences il s'appuyait pour prouver son efficacité. Ayant voulu montrer qu'il était apte à contracter la maladie vénérienne, il s'inocula du virus avec une lancette et un chancre se développa. Après s'être guéri, il se couvrit le gland d'une légère couche de sa poudre, puis ayant cherché à s'inoculer avec une lancette du pus virulent, il ne se développa aucun phénomène d'infection. Comme la recette de cette poudre n'a pas été publiée, j'ignore sa composition, mais il est probable qu'il y entrait quelque substance analogue à la chaux. Que se passe-t-il dans une pareille circonstance? Voilà une surface d'imbibition que vous recouvrez d'une couche solide, avide d'eau et de matière animale comme toutes les substances alcalines, puis vous pénétrez avec une lancette dans les tissus sous-épidermiques; mais la pointe de l'instrument a d'abord traversé la couche pulvérulente, elle a dû être essuyée, et le virus par conséquent n'a pas pu arriver jusqu'au réseau vasculaire du chorion. Voilà l'explication du phénomène. Toute substance capable de modifier la porosité de l'épiderme, s'oppose à la perméabilité et à l'imbibition de la peau. Vous concevez maintenant comment l'application sur une surface absorbante d'une poudre alcaline peut prévenir l'absorption, et ainsi être avantageuse dans les cas de coït douteux.

On a encore conseillé des lotions avec une foule de substances telles que l'eau de Cologne, le chlore, une solution légère de deuto-chlorure de mercure ou de nitrate d'argent cristallisé, l'acide hydrochlorique faible, le chlorure d'oxide de sodium, etc. Tous ces moyens agissent d'une manière analogue; car en modifiant la couche épidermique ils rendent plus difficile l'imbibition du virus vénérien. Mais bien qu'ils puissent exercer une certaine influence, ils sont loin de donner une certitude complète; aussi le moyen le plus sûr de prévenir l'infection est encore de s'abstenir.

La gale est du nombre des maladies qui se transmettent par le contact immédiat de l'épiderme. Ce n'est plus ici un virus qui communique le mal, mais un insecte dont on peut avec la loupe constater la présence et suivre les traces. Et ici, l'inoculation sera encore d'autant plus facile que la couche épidermique sera moins épaisse. Il suffit pour se préserver de l'insecte, d'éviter le contact de l'individu affecté, et encore arrive-t-il très souvent qu'on touche impunément un galeux, car il faut un certain temps pour que l'insecte pénètre et se loge dans l'épiderme.

Quant à la variole, la rougeole, la scarlatine, etc., le mécanisme de leur transmission rentre littéralement dans ce que nous avons déjà exposé ; aussi ne nous y arrêterons-nous pas.

Nous vous avons dit que le phénomène de l'absorption d'un poison se composait de deux périodes bien distinctes : imbibition d'abord, puis transport de la matière imbibée. Aujourd'hui personne ne doute que le système veineux ne soit l'agent de cette absorption. C'est un fait si simple et si palpable qu'il n'est plus permis d'en douter. Si, au lieu d'agir sur de petits vaisseaux, vous étudiez le phénomène sur des vaisseaux d'un plus gros calibre, vous pouvez suivre toutes les phases de l'absorption : vous voyez la substance traverser les parois de la veine, suivre les courants sanguins, et être immédiatement entraînée vers les centres nerveux. Nous allons répéter devant vous cette expérience, afin qu'il ne reste dans votre esprit aucun doute sur le mécanisme de ce fait fondamental.

Je mets à nu la veine jugulaire d'un chien, et après l'avoir disséquée dans une partie de sa longueur, je la sépare des tissus sous-jacents en plaçant une carte sous sa partie moyenne. Ainsi isolé, le vaisseau ne communique que par son bout supérieur avec les capillaires et par l'inférieur avec l'organe central de la circulation. Voici de la teinture de noix vomique que j'ai fait préalablement chauffer un peu afin de favoriser son imbibition, et avec l'extrémité d'un tube je dépose quelques gouttes de la liqueur sur la circonférence de la veine. La carte disposée en gouttière au-dessous du vaisseau empêche la substance vénéneuse d'être en contact avec les tissus divisés, et par conséquent ceux-ci ne peuvent l'absorber. Vous voyez que les effets du poison sont lents à se manifester; car déjà cinq minutes se sont écoulées, et l'animal n'éprouve rien encore. Et comment en serait-il autrement, puisque la substance, au lieu d'être en contact avec de nombreux vaisseaux capillaires, ne communique qu'avec une seule veine? Voici les symptômes d'empoisonnement qui se déclarent; eh bien! je puis les arrêter en liant le vaisseau par ses deux extrémités. En effet, vous le voyez, l'animal redevient calme à l'instant.

Voilà une expérience capitale qui prouve évidemment que les veines peuvent absorber; et ce que je viens de faire pour la jugulaire, je pourrais également le répéter pour tout autre vaisseau, l'artère carotide, par exemple. Examinons maintenant l'état de la veine sur laquelle nous venons d'expérimenter. Ses parois ont perdu leur couleur naturelle pour prendre celle de la substance qui les a pénétrés. Si vous touchez de l'extrémité du doigt la face interne du vaisseau, vous reconnaissez, en l'approchant de vos lèvres, la saveur amère de la noix vomique. Il y a donc eu passage de la liqueur de l'extérieur à l'intérieur de la veine. L'empoisonnement a été produit ici comme dans le cas où l'on injecte directement une substance vénéneuse dans le système sanguin; seulement, au lieu de l'introduire au moyen d'une ouverture artificielle, nous l'avons fait pénétrer à travers les porosités naturelles du vaisseau.

Je ne parle pas ici des vaisseaux lymphatiques, car vous savez qu'ils ne sont pas parcourus comme les veines par des courants réguliers, et que leur rôle dans l'absorption doit être à peu près nul. Voici un fait curieux que j'ai eu l'occasion d'observer. Sur le cheval dont je vous ai parlé, chez lequel nous injectâmes 30 litres d'air, nous trouvâmes à l'ouverture du corps le système lymphatique énormément distendu par de la lymphe. Il paraîtrait que cette pression considérable que supportait le sang dans les artères et les veines avait retenti sur le système lymphatique, et produit ce phénomène singulier que nous observions.

Pour compléter ce qui a rapport à cette absorption, examinons quelques faits de pathologie qui s'y rattachent et qui sont des expériences toutes faites sur l'homme. Vous connaissez ces infiltrations œdémateuses qui surviennent dans le cas de difficulté de la circulation, quand l'influence du cœur a diminué d'énergie, ou que quelqu'obstacle mécanique s'oppose au libre retour du sang. Toute la théorie des hydropisies générales ou partielles repose sur le grand phénomène de l'absorption veineuse. On doit à M. Bouillaud plusieurs applications à la pathologie de ces faits physiologiques. Quand les membres inférieurs sont seuls œdémateux, vous trouverez le plus souvent un obstacle au cours du sang dans la veine crurale; tantôt ce sont des caillots fibrineux oblitérant sa cavité, tantôt une tumeur développée dans le voisinage du vaisseau et comprimant ses parois. Qu'arrive-t-il dans ce cas? Le sang séjourne de proche en proche jusqu'au réseau capillaire, et comme l'exhalation artérielle continuant à se faire, l'absorption ne peut plus s'effectuer, il en résulte une accumulation de sérosité dans les mailles du tissu cellulaire. C'est ainsi que dans le cas d'oblitération de la veine porte, l'ascite se développe par suite du séjour dans l'abdomen de la sérosité péritonéale qui ne peut être résorbée.

On a parlé dans ces derniers temps, et l'on a traité dans des ouvrages de l'œdème du cerveau; mais on a souvent confondu sous ce nom et pris pour un état pathologique la sécrétion naturelle du liquide céphalo-rachidien. Le véritable œdème du cerveau consiste dans une accumulation de sérosité dans le parenchyme même de la pulpe nerveuse, ou dans la cavité des ventricules de l'organe. On conçoit qu'un obstacle au cours du sang qui revient au cœur, que des concrétions dans les sinus de la dure-mère puissent produire cette hydropisie cérébrale. Quand alors on ouvre les ventricules, ou qu'on coupe par tranche le tissu du cerveau, on voit ruisseler sous le scalpel un liquide aqueux semblable à celui qu'on rencontre à l'état normal dans le tissu cellulaire sous-arachnoïdien.

DE L'EXHALATION.

Nous n'avons envisagé jusqu'à présent l'imbibition que comme s'effectuant de l'extérieur à l'intérieur des vaisseaux; mais il est aussi des phénomènes qui se passent en sens inverse, et c'est à ceux-ci qu'on a donné le nom d'exhalation. En effet, des liquides renfermés dans des canaux veineux ou artériels peuvent pénétrer à travers les porosités de leurs parois de la face interne à la face externe de ces conduits. C'est ainsi que dans l'état ordinaire il s'exhale par le poumon une certaine quantité de liquide qui se transforme promptement en vapeur, et s'échappe pendant l'expiration. Il se passe dans l'organe pulmonaire une véritable *exhibition*.

Il y a certaines substances qui, introduites dans le sang, ne peuvent y séjourner longtemps et sont très promptement rejetées au-dehors. Tel est, par exemple, l'éther. Il en est de même du camphre et du phosphore; car à peine ils sont passés dans le torrent circulatoire, que déjà vous constatez leur présence dans la transpiration pulmonaire.

Nous vous parlerons aussi de cette imbibition qui se passe de dehors en dedans et de dedans en dehors, et que M. Dutrochet a désignée sous le nom d'endosmose et d'exosmose. Ce n'est, ainsi que nous vous le démontrerons, qu'une imbibition à double courant. Bien qu'elle n'ait pas en physiologie une aussi grande importance qu'on aurait d'abord cru; bien qu'elle ne *dévoile* pas le *principe vital*, ainsi que l'avait pensé M. Dutrochet, cependant à son étude se rattachent certaines applications qui peuvent jeter quelque lumière sur l'exercice de plusieurs fonctions de l'économie. C'est seulement sous ce dernier point de vue que nous l'envisagerons.

NEUVIÈME LEÇON.

MESSIEURS,

Je vous disais dans notre dernière réunion que le phénomène de l'imbibition s'exerce aussi du dedans au dehors. C'est d'après cette loi générale que les corps des animaux, les végétaux et même les tissus inertes laissent échapper dans certaines conditions physiques les liquides dont ils sont pénétrés. Qu'arrive-t-il quand vous placez une éponge humide au milieu d'un air sec dont la température est assez élevée? Bientôt elle se dessèche par suite de l'évaporation de l'eau emprisonnée dans ses mailles. Eh bien! ce phénomène de l'éponge dont les pores livrent passage à un liquide, est aussi l'histoire de tous nos tissus; car une des conséquences de la vie, c'est le mouvement continuel des fluides à travers les différents parenchymes. Ces deux grandes fonctions, auxquelles on a donné le nom d'absorption et d'exhalation, ne sont autre chose pour nous que l'imbibition s'effectuant tantôt du dehors au dedans, tantôt du dedans au dehors. Sans elle il n'y a pas d'existence végétale ou animale possible. Toutefois, le phénomène de l'exhalation n'est pas aussi apparent dans les êtres qui, comme les mammifères, ont la peau revêtue d'un appareil qui s'oppose à ce passage des fluides. Car de même que l'épiderme empêche l'imbibition, de même aussi il est un obstacle puissant à l'exhibition. Voyez ce qui arrive à ces malheureux, dont toute la superficie du corps a été brûlée par la déflagration de la poudre à canon. Bien que les organes intérieurs soient intacts, qu'il n'y ait point de blessures graves, ils doivent inévitablement succomber. La principale cause de cette terminaison fatale est sans doute que la peau est partout dépouillée de son épiderme. Il en est de même pour certains animaux qui sont normalement dans les conditions d'un homme à qui on a enlevé la couche épidermique. Tels sont les batraciens, dont la peau est remarquable par une disposition particulière; en effet, au lieu d'épiderme, elle n'est protégée que par une mucosité analogue à celle qui recouvre les membranes muqueuses. Aussi ces animaux ne peuvent-ils vivre dans un air sec et chaud; car les liquides qu'ils contiennent s'évaporent, et leur corps se dessèche à la manière d'une éponge. Cette circonstance vous explique pourquoi ils recherchent si constamment l'humidité. C'est ainsi qu'après une pluie abondante les crapauds, trouvant dans l'état hygrométrique de l'atmosphère des conditions favorables de vitalité, quittent leurs retraites humides pour vaquer aux besoins de la génération. Ces nécessités-là sont communes à tous les êtres; car il n'en est aucun qui puisse vivre hors de certaines conditions physiques déterminées. Puisque, malgré l'épiderme qui le revêt, notre corps est le siége d'une évaporation continuelle, pourquoi ne se dessèche-t-il pas? Parce que les liquides que nous buvons remplacent ceux que nous perdons sans cesse par la transpiration cutanée et pulmonaire; la soif nous sert de guide pour entretenir l'équilibre.

Il y a dans l'histoire des maladies, des faits qui viennent vous démontrer que l'exhalation s'exerce dans la profondeur de certains organes. Vous savez que, surtout dans l'été, les yeux des cadavres au bout de vingt-quatre ou trente-six heures, s'affaissent, deviennent ternes et ridés à leur surface. Que s'est-il passé là? Tout ce qu'il y avait d'aqueux dans les milieux de l'œil a traversé les porosités des membranes, et, arrivé au contact de l'air atmosphérique, s'est transformé en vapeur. Et ne croyez pas que ce soit là un phénomène uniquement cadavérique. Toutes les personnes qui ont observé le terrible choléra asiatique, ont été frappées de la physionomie effrayante des malades. Des individus qui remplissaient encore une partie des actes les plus importants de la vie animale et intellectuelle, offraient des yeux ternes, vides et contractés comme ceux d'un cadavre déjà avancé. Il est impossible d'exprimer ce qu'un semblable aspect a de hideux et d'horrible.

Pourquoi dans l'état de santé l'œil ne s'affaisse-t-il pas? Parce que la nature emploie des procédés mécaniques pour remédier à l'évaporation de ses humeurs. Le système circulatoire, cette merveilleuse machine hydraulique qui fonctionne incessamment au sein de tous nos tissus, a pour objet d'aller verser du liquide là où il en manque. Si vous empêchez le courant sanguin destiné à alimenter l'exhalation d'arriver à un organe, celui-ci ne tarde pas à s'affaisser et à se dessécher. Or, dans le choléra, le symptôme le plus général et le plus constant est l'absence complète de toute circulation. Le pouls ne bat plus; les artères sont vides, le doigt appliqué sur la carotide ne perçoit pas le plus léger frémissement. L'œil s'affaisse donc chez le cholérique parce que cet organe ne reçoit plus de sang pour remplacer les humeurs qui, soumises toujours aux lois physiques, s'imbibent et s'évaporent? Je n'ai trouvé aucune trace de courant sanguin dans l'artère brachiale que j'avais ouverte, et tout me porte à croire que la carotide se trouvait dans les mêmes conditions. Et d'ailleurs, l'expérience démontre qu'il y a une sécrétion très active dans l'intérieur du globe oculaire. C'est ainsi qu'en faisant l'opération de la cataracte, il arrive quelquefois aux chirurgiens de faire sortir, au lieu du cristallin, toutes les humeurs de l'œil, et celles-ci ne tardent pas à se reproduire.

Encore un mot sur ces phénomènes d'évaporation. Si vous examinez un cadavre peu d'instants après le décès, vous trouvez les membranes du rachis distendues et rénitentes, et si vous y plongez votre instrument, un jet de liquide s'échappe à l'instant. Laissez-vous s'écouler plusieurs jours, pourvu que les conditions d'évaporation soient favorables, comme dans les grandes chaleurs, vous rencontrez ces membranes vides et affaisées. Eh bien ! ce qui arrive aux humeurs de l'œil arrive par le même mécanisme au liquide céphalo-rachidien. Partout il y a nécessité d'imbibition pour réparer les pertes que font les organes; partout il y a renouvellement des fluides de l'économie.

Il faut maintenant que vous soyez témoins de quelques preuves expérimentales de ces faits. Je pourrais injecter dans les veines d'un animal une certaine quantité d'eau, et au bout de quelques heures vous verriez la partie aqueuse du sang s'échapper sous forme de vapeurs par l'exhalation pulmonaire. Mais il nous faudrait trop de temps pour pouvoir faire cette expérience. Je préfère choisir des substances odorantes et volatiles, qui ne sont pas aptes à séjourner long-temps dans l'économie ni à faire partie intégrante de nos organes. Tels sont surtout l'éther, le camphre et le phosphore. Quand vous ajoutez de l'éther à un lavement, vous reconnaissez bientôt, dans l'air expiré du malade, l'odeur caractéristique de cette substance. Direz-vous avec quelque médecins que dans ces cas les particules odorantes montent de proche en proche depuis le rectum jusqu'à la bouche, en parcourant toutes les sinuosités du tube intestinal? Ce serait une grave erreur. L'éther est tranporté dans le torrent de la circulation, et comme il ne peut y faire un long séjour, il s'échappe par la voie de la respiration qui est toujours ouverte au passage des liquides. Faisons cette expérience devant vous; car un fait qui frappe nos yeux reste mieux dans la mémoire que toutes les paroles possibles.

J'injecte dans le rectum d'un chien une petite quantité d'éther. Quelques secondes à peine se sont écoulées et déjà ceux de vous qui m'entourent reconnaissent l'odeur de cette substance dans l'air expiré. L'animal est chancelant et paraît disposé à dormir, ce qu'il faut attribuer aux propriétés enivrantes de l'éther, que les courants sanguins ont emporté vers le cerveau. Dans de semblables circonstances, vous observeriez chez l'homme la même ivresse. Analysons rapidement ce qui se passe dans cette expérience. Comme phénomènes physiques, vous avez une imbibition à la surface de la muqueuse du rectum, et une exbibition à travers les vaisseaux capillaires du poumon. Quand aux effets physiologiques de l'éther sur le système nerveux, je n'ai pas la prétention de les expliquer, et ce serait rendre un éminent service à la science que de soulever le voile qui le couvre.

J'ai fait dissoudre deux grains de phosphore dans quatre onces d'huile ; quand j'expose à l'air cette liqueur, vous voyez qu'il s'en élève des vapeurs blanches. Si maintenant j'introduis cette substance dans le système circulatoire d'un animal vivant, il n'y aura pas de combustion produite tant que l'huile phosphorée sera en contact avec le sang ; mais aussitôt qu'arrivée à la surface du poumon, elle se trouvera en rapport avec l'air atmosphérique, vous verrez s'échapper par les narines un nuage épais et blanchâtre. Quand on fait l'expérience dans l'obcurité, l'animal lance en expirant des flots de lumière. Le chien que nous venons d'enivrer par l'introduction dans son économie d'une certaine quantité d'éther est dans des conditions très favorables pour cette nouvelle expérience ; car sa sensibilité est fort émoussée.

La veine jugulaire de l'animal étant mise à nu, j'injecte dans sa cavité un gros à-peu-près de cette huile phosphorée. Vous devez voir sortir par la gueule du chien des vapeurs blanches; je n'aperçois rien encore. Cette expérience m'a pourtant réussi constamment, et j'ignore pourquoi ses effets se font si long-temps attendre. Peut-être la quantité de phosphore est-elle trop peu considérable ; il se passe ici quelque chose que je ne comprends pas; nous répéterons dans la prochaine séance cette même expérience, et j'espère que nous serons plus heureux. Quoi qu'il en soit, l'animal périra nécessairement, car bien que l'huile soit un corps très innocent, elle ne saurait, à cause de sa viscosité, se réduire en parcelles assez déliées pour traverser les vaisseaux capillaires du poumon. Ceux-ci s'obstruent et la circulation s'arrête.

Je voulais vous dire quelque chose de certains phénomènes qui sont liés à la disposition physique de l'épiderme. Nous avons vu que la présence de cette couche inorganique est un obstacle puissant à l'absorption cutanée. Pourquoi ces phlyctènes que produit l'application d'un vésicatoire ou de l'eau bouillante conservent-elles pendant plusieurs jours la sérosité qui les remplit? Parce que la face interne de l'épiderme qui forme cette vésicule est presque imperméable. C'est ainsi que si vous remplissez d'eau un morceau de peau disposé en forme de sac, l'épiderme étant en dehors, vous voyez peu à peu ce liquide séparer l'épiderme du chorion, s'accumuler dans l'intervalle, et produire ainsi mécaniquement une véritable phlyctène, qui persistera plusieurs jours sans se vider. Si au contraire vous retournez le sac de manière que l'eau se trouve en contact avec la face externe de l'épiderme, alors l'évaporation est très rapide. Ainsi les deux faces de l'épiderme sont loin de jouir d'une égale perméabilité. Ce phénomène est fort curieux et se rattache sans doute à une disposition anatomique encore inconnue, qu'il serait important de soumettre à une étude spéciale.

Ainsi je regarde le phénomène de l'exhalation comme essentiellement physique, et je le place sur la même ligne que l'imbibition. Les tissus vivants se dessécheraient à la manière d'une éponge si la circulation ne venait sans cesse verser dans leurs parenchymes de nouveaux fluides destinés à remplacer ceux qui s'échappent par l'évaporation. Je regrette de ne pouvoir m'étendre davantage sur un sujet aussi riche en applications physiologiques et thérapeutiques; mais il me reste à traiter d'autres questions plus neuves dans la science, et qui nécessiteront de ma part des développements plus approfondis.

DE L'ENDOSMOSE.

M. Dutrochet ayant placé une vessie remplie d'un certain liquide dans un autre liquide de nature différente s'aperçut que, d'après la composition diverse de ces liquides, tantôt celui qui était renfermé dans la poche membraneuse sortait de sa cavité à travers ses parois, tantôt au contraire, c'était celui qui se trouvait placé à l'extérieur qui pénétrait dans la vessie. Le premier de ces phénomènes il l'appela exosmose, le second endosmose. Voici un de ces instruments appelés endosmomètre. Il se compose d'un long tube de verre, élargi en entonnoir par l'une de ses extrémités. Son orifice le plus grand est bouché par une membrane; le tube est gradué et destiné à indiquer la descente ou l'ascension du liquide. Le petit appareil est supporté sur un trépied placé dans un vase d'une capacité indéterminée. Si vous remplissez d'alcool cet endosmomètre, et que vous mettiez de l'eau dans le vase où il est plongé, vous ne tardez pas à voir s'élever la colonne de liquide du tube. Donc une partie de l'eau a passé à travers la membrane pour aller trouver l'alcool. Si vous faites l'expérience autrement, que vous mettiez en dehors l'alcool, et à l'intérieur l'eau, le phénomène se passe en sens inverse, et la colonne baisse par suite de la sortie du liquide contenu. Ainsi, dans le premier cas, il y a endosmose, dans le second, exosmose. Telle n'est point pourtant l'expression littérale de ce qui se passe dans cette expérience; car en même temps qu'un des liquides entre dans l'appareil, une petite quantité de l'autre en sort, de sorte que j'aimerais mieux appeler ces phénomènes une *imbibition à double courant*. On peut dire en règle générale que c'est la liqueur la moins visqueuse. Mais je le répète, il y a toujours double passage simultané, variable seulement par son intensité. On avait cru d'abord que c'était là une découverte qui devait changer la face de la physiologie, et donner l'explication de tout ce qu'il y a d'inconnu et de mystérieux dans notre organisation; mais jusqu'ici on ne voit point que ces espérances se soient réalisées. En effet, c'est plutôt par l'abus de l'application de ces phénomènes à l'étude des fonctions des animaux et des végétaux, que par des considérations réellement utiles, qu'on a fait jouer à cet endosmose un rôle important. Quoi qu'il en soit, son étude offre de l'intérêt, et nous reprendrons ce sujet dans notre prochaine réunion.

DIXIÈME LEÇON.

Messieurs,

Avant de reprendre l'étude de l'endosmose, je dois revenir sur une expérience que nous avons faite dans la séance dernière, et qui, à ma grande surprise, nous a complètement manqué. Vous vous rappelez que, voulant prouver la réalité de certains phénomènes de l'exhalation pulmonaire, j'avais injecté dans le rectum d'un chien une solution d'éther, et que bientôt cette substance s'était retrouvée dans l'air expiré. Ayant ensuite introduit de l'huile phosphorée dans la veine jugulaire du même animal, nous n'avions point vu sortir par ses narines ces vapeurs blanches phosphoreuses que je vous avais annoncées. Ce défaut de réussite dans cette circonstance nous a involontairement conduits à la découverte d'un fait fort remarquable sous le rapport de ce qui se passe de physique dans l'économie vivante. Vous savez en effet que la vapeur d'éther dissout la vapeur de phosphore. Eh bien! ces deux substances, portées par le torrent circulatoire dans le tissu pulmonaire, ont réagi l'une sur l'autre comme dans un appareil de chimie, et c'est cette réaction mutuelle qui nous explique cette absence de vapeurs dans l'air expiré. Ce phénomène s'accorde avec un autre fait qui m'a été communiqué hier par M. Dumas; le voici. L'hydrogène phosporé, qui détonne quand on le met en contact avec l'air atmosphérique, perd cette propriété quand on le mélange avec de la vapeur d'éther. Je vais répéter sur un autre animal l'expérience de l'exhalation du phosphore par les narines, et cette fois, je puis vous prédire en toute sécurité qu'elle réussira.

J'injecte en effet dans la veine jugulaire de ce chien une petite quantité de la même huile phosphorée dont nous nous sommes servis, et vous voyez des nuages de fumée s'échapper par la transpiration pulmonaire. Comment en serait-il autrement? Nous n'avons plus ici de réaction chimique, produite par la vapeur éthérée.

Nous pouvons reproduire artificiellement avec un appareil cette dissolution par l'éther du phosphore dans le parenchyme pulmonaire. Voici deux petites soucoupes : dans l'une je fais évaporer de l'éther, dans l'autre de l'huile phosphorée. A peine je les ai recouvertes d'une même cloche que les deux substances réagissent l'une sur l'autre; et les nuages d'acide phosphoreux, dissous par la vapeur d'éther, disparaissent.

C'est là l'expérience telle que je la conçois dans le poumon; elle vient mettre dans un nouveau jour ce que je vous disais de la nécessité d'étudier les phénomènes physiques de la vie. Il serait curieux de mettre en présence de semblables résultats, ces personnes qui ne voient rien de chimique dans les êtres vivants ! quelles lois vitales pourraient-elles invoquer pour interpréter un fait de cette nature ? Sans doute avec de l'imagination on peut faire des rêves, des suppositions ingénieuses; mais il n'appartient qu'à la science expérimentale de donner des explications exactes et rigoureuses.

Je reviens à l'endosmose. Nous avons vu ce qui se passe, quand deux liquides ne sont séparés l'un de l'autre que par une cloison membraneuse. Je regarde ces phénomènes d'endosmose et d'exosmose comme ayant beaucoup d'analogie avec l'imbibition et l'exhalation ; toutefois leur mécanisme est loin d'être bien connu. Un mathématicien célèbre, M. Poisson, a bien voulu exercer son talent à donner une théorie physique de ces phénomènes ; mais je doute qu'on puisse ainsi en dévoiler complètement la nature, et rattacher leur explication à des formules algébriques. Il me paraît impossible dans l'état actuel de la science, de se rendre compte de certaines modifications du phénomène, tels que celui-ci : un endosmomètre rempli d'alcool est plongé dans de l'eau. Vous voyez d'abord la colonne de liquide monter dans le tube; mais si vous ajoutez un peu d'acide sulfurique, soit à l'eau, soit à l'alcool, aussitôt le phénomène s'arrête. Aussi, M. Dutrochet appelle-t-il cet acide *l'ennemi* de l'endosmose. Mais pourquoi cette substance a-t-elle la propriété de s'opposer au passage des liquides à travers les membranes ? Quel est le mécanisme de cette singulière action ?

Nous vous avons dit pourquoi l'œil d'un cadavre s'affaisse ; vous savez que les humeurs, pénétrant à travers les porosités des membranes, arrivent au contact de l'air et s'évaporent. Voici maintenant un œil humain que j'ai placé dans de l'eau pure où il a séjourné plusieurs heures ; au lieu d'être flasque et mou, il a évidemment augmenté de volume et de consistance. Pourquoi cette différence ? C'est en vertu des lois de l'endosmose. Remarquez toutefois que dans ce cas il est probable qu'il y a eu double courant, et qu'une partie des humeurs de l'œil a passé dans le liquide ambiant en même temps que celui-ci pénétrait dans l'organe. Or, ces phénomènes que vous observez après la mort s'effectuent pendant la vie par un mécanisme identique. Ainsi, dans certaines maladies du globe oculaire, les humeurs affluent et s'accumulent dans sa cavité ; ses membranes sont violemment distendues au point que l'œil peut se crever en faisant entendre une explosion semblable à la détonation d'un pistolet d'un assez gros calibre. Un semblable phénomène ne peut dépendre de l'afflux du sang sous l'influence de la circulation. Le cœur en effet n'a point assez d'énergie pour pouvoir par sa seule force d'mpulsion vaintre la résistance de membranes aussi fortes que la sclérotique ou la cornée. Mais si vous faites attention que sur l'œil vivant il peut y avoir des phénomènes d'endosmose, et que plus les humeurs seront dans des conditions d'absorption, plus elles attireront de liquides ambiants, vous vous expliquerez facilement des résultats d'une intensité aussi prodigieuse. Un coin de bois enfoncé dans la masse d'un rocher peut en s'imbibant la faire éclater. Ceci est donc une question importante sous le rapport des topiques qu'on place sur l'œil; car au lieu de se borner à toucher la conjonctive, ils peuvent, physiquement parlant, pénétrer dans l'organe. Les parties constituantes du globe oculaire nous offrent par leur disposition des conditions particulières d'endosmose et d'exosmose. Ainsi l'humeur aqueuse est séparée du cristallin par la membrane capsulaire; cette membrane est en contact par sa partie postérieure avec le cristallin et l'humeur vitrée. N'est-ce pas là un double appareil? l'humeur vitrée elle-même n'est-elle pas divisée en une multitude de cloisons par les replis de sa membrane qui se réfléchit en tout sens?

Ce serait là un sujet fort curieux de recherches. M. Bourjot Saint-Hilaire m'a dit s'être assuré que quand on met en contact avec de l'eau le cristallin, on voit cette lentille se gonfler et se fendiller, ce qui rappelle ces espèces de cataractes étoilées. Ne serait-il pas possible d'arriver un jour à expliquer le mécanisme de la formation de ces cataractes par le phénomène de l'endosmose, et de faire pénétrer par voie d'imbibition des substances capables de rendre au cristallin sa transparence?

L'endosmose s'exerce dans l'état de repos comme dans l'état de mouvement. Si vous faites passer un liquide à travers un vaisseau ou une membrane disposée en tuyau, qui sera elle-même plongée dans un liquide de nature différente, il se fera une double imbibition de dehors en dedans, et de dedans en dehors. Il y a long-temps qu'en faisant des expériences, je me suis aperçu de ce phénomène auquel j'avais d'abord attaché peu d'attention. Mais ce mode d'imbibition est digne du plus haut intérêt; car dans l'économie vivante, c'est surtout par des vaisseaux traversés par des courants sanguins que se passe cet endosmose.

Voici une expérience que j'ai faite pour montrer ce phénomène de l'imbibition à double courant. Vous prenez un œuf et vous enlevez avec précaution une partie de la coquille de manière à mettre à nu sa première membrane. Ensuite vous placez cet œuf dans un vase contenant un peu d'alcool, après avoir percé son extrémité libre d'un trou qui vous permettra d'observer ce qui va se passer. Vous voyez là les résultats d'une double imbibition; car par l'influence de l'endosmose l'alcool a traversé la membrane pour aller se combiner avec l'albumine qui est coagulé, et qui s'échappe par l'ouverture faite à l'œuf : d'une autre part cet albumine est sorti à travers la membrane pour se mêler à l'alcool renfermé dans le vase ; aussi vous voyez cet alcool trouble et offrant des flocons blanchâtres albumineux en suspension.

Nous reviendrons encore sur l'étude de ces phénomènes qui sont en général peu connus et qui néanmoins méritent à plus d'un titre de fixer l'attention des physiologistes et des médecins.

ONZIÈME LEÇON.

MESSIEURS,

Vous savez que l'acide sulfurique a la propriété de s'opposer au passage des liquides à travers les cloisons membraneuses qui les séparent ; aussi l'a-t-on appelé l'ennemi de l'endosmose. Il est des cas néanmoins où cet acide est susceptible de s'imbiber. Voici un œuf que j'ai plongé par un de ses bouts, dans de l'acide sulfurique étendu d'eau ; il y a eu dissolution de l'enveloppe calcaire, et la pellicule membraneuse s'est ainsi trouvé mise à nu. Eh bien ! vous voyez que l'albumine s'est coagulée et qu'elle n'est plus alkaline, puisqu'elle rougit le papier de tournesol avec lequel je la mets en contact. Il faut donc que l'acide sulfurique se soit imbibé, au moyen d'un véritable endosmose, à travers la membrane. Il n'est donc pas aussi hostile à l'endosmose qu'on le dit.

Il résulte des faits assez nombreux que nous vous avons exposés en dernier lieu, que le corps de l'homme et des animaux en général, est le siége de déplacements de liquides particuliers, indépendants du grand mouvement circulatoire. C'est surtout dans des conditions pathologiques qu'il importe de bien apprécier le rôle important que jouent ces liquides transportés sous l'influence de lois essentiellement physiques.

Supposons le cas le plus simple, une contusion reçue sur une partie quelconque du corps. Vous savez qu'à cette contusion succède un changement de couleur à la peau, d'abord limité à l'endroit où a eu lieu la percussion; en un mot, il y a ecchymose. A quoi tient ce premier phénomène? A l'extravasion du sang dans le tissu cellulaire sous l'influence de l'action du cœur. Cette influence du cœur sur la circulation capillaire est un fait démontré, et dont il est impossible de douter aujourd'hui.

Une fois ce premier phénomène produit, que se passe-t-il dans une contusion? Le sang sorti des vaisseaux contus ne reste pas où il a été déposé; bientôt ses matières colorantes, jaune et rouge, se répandent circulairement dans toutes les directions, à travers les parties circonvoisines. Il n'y a là qu'une simple imbibition. Le sang ne se meut plus dans les canaux vasculaires, mais bien dans les porosités des tissus.

Il n'y a pas jusqu'à la piqûre d'une sangsue qui ne vous montre le phénomène dont nous nous occupons, non pas dans toute son extention, mais du moins dans ses principaux caractères. Au point qui correspond à l'incision triangulaire de la morsure, l'épiderme a été divisé, le derme attaqué, le réseau vasculaire coupé, et l'animal aspire le sang qui sort des capillaires sous l'influence du cœur. Mais une partie de ce sang n'est pas aspirée, il s'échappe dans le tissu cellulaire, il se trouve en contact avec les membranes, et s'imbibe. De là, la production de ce cercle bleuâtre autour de la piqûre centrale ; de là, ces nuances diverses de coloration qui forment des zônes circulaires, qui persistent pendant quelque temps. Aussi le médecin prévoyant ne doit-il jamais faire appliquer des sangsues sur le visage ou sur la poitrine d'une femme du monde qui tient à sa beauté.

Voici un autre phénomène qui se rattache à ces lois d'imbibition. Un individu a une difficulté de circulation quelconque dans une des principales veines d'un membre, et en même temps ce membre se gonfle, devient œdémateux par suite de la sérosité infiltrée dans le tissu cellulaire. Dans cette circonstance le rôle joué par le système vasculaire comme moyen de transport du liquide séreux, est presque nul ; car c'est de proche en proche, de cellule en cellule, que s'opère ce mouvement de translation par le mécanisme de l'imbibition. Si par un moyen mécanique quelconque vous donnez une issue au liquide, vous le voyez s'écouler au dehors à travers l'ouverture que vous avez pratiquée, comme une liqueur s'échappe d'un tonneau par le robinet qui lui livre passage. C'est ainsi que, dans les cas d'hydropisies générales dépendantes d'une affection organique du cœur, la peau est quelquefois énormément distendue par la sérosité dont les tissus sont pénétrés; si alors, au lieu de recourir à des frictions insignifiantes, si vous pratiquez de petites incisions dans les points les plus déclives des membres, le liquide infiltré s'échappe peu à peu, les tissus se dégorgent, et vous pouvez prolonger ainsi l'existence de votre malade.

On voit des phénomènes de ce genre dans des localités plus restreintes. Les hydropisies enkystées sont des collections de liquides enveloppés dans des espèces de vessies membraneuses. La nature de ces liquides est importante à bien connaître; car souvent ils ont une viscosité telle, qu'ils ne peuvent s'écouler à travers la canule dont on se sert pour faire la ponction. Rien n'est plus rare que la guérison spontanée de ces tumeurs enkystées; le plus souvent, au contraire, elles augmentent lentement de volume, et finissent par causer la mort par suite de la gêne qu'elles apportent aux principales fonctions de la vie. Nous trouvons réunies là toutes les conditions physiques de l'endosmose; car nous voyons une vessie remplie d'un liquide, et plongée elle-même au milieu d'autres liquides de nature différente. Remarquez aussi que ces tumeurs sont d'autant moins susceptibles de se terminer par guérison, que la liqueur qu'elles renferment est plus visqueuse. C'est en ayant égard à ces considérations physiques que je me suis hasardé quelquefois à tenter la cure radicale de ces kystes, en modifiant la nature du fluide sécrété par leur face interne. Il y a deux ou trois ans que je reçus dans mes salles, à l'Hôtel-Dieu, une femme ayant une tumeur de cette espèce développée dans l'ovaire. Son volume très considérable gênait la respiration et la digestion ; chaque jour la malade dépérissait, aussi était-elle venue à l'hôpital plutôt pour y mourir que dans l'espoir d'obtenir une guérison complète. Je lui demandai si elle serait résolue à courir les chances d'une opération, et, sur sa réponse affirmative, je procédai de la manière suivante :

Je fis une ponction exploratrice qui donna issue à un liquide visqueux qui coulait en filant à travers la canule du trois-quart. La tumeur vidée, j'injectai dans sa cavité du vin chaud étendu de moitié de son volume d'eau, et après l'y avoir laissé séjourner quelques instants, j'en fis sortir la plus grande partie. Mais, par suite sans doute de l'excitation physiologique produite par l'injection, la tumeur se remplit avec une promptitude extrême, et le surlendemain elle avait repris son premier volume. Je fis une autre ponction, mais ce liquide de nouvelle formation s'écoula beaucoup plus librement, car il était beaucoup moins visqueux que le précédent.

La tumeur reparut encore par suite d'une nouvelle exhalation séreuse, mais peu à peu elle s'affaissa et finit par disparaître. La malade sortit guérie de l'hôpital.

Quel but m'étais-je proposé en faisant une injection irritante dans la cavité du kyste? Je voulais modifier sa surface exhalante de manière que le liquide sécrété devînt moins visqueux, et que les phénomènes d'imbibition s'effectuant à travers les vaisseaux situés dans l'épaisseur des parois de la tumeur fût résorbé. Je ne pourrais affirmer que dans cette circonstance c'est ainsi que les choses se sont passées, mais c'est d'après ces données physiques que j'ai risqué cette tentative, et obtenu ces heureux résultats.

Depuis cette époque j'ai répété sur deux autres malades la même expérience. Chez l'une, j'ai obtenu le même succès, mais chez la seconde la tumeur s'est reproduite malgré les ponctions multipliées que j'ai faites, et j'ai été obligé de l'abandonner à elle-même.

L'hydrocèle mérite d'être envisagée sous le rapport physique. La tunique vaginale ne forme-t-elle pas une sorte de sac susceptible de se laisser imbiber par ses deux faces? Il est difficile de dire pourquoi la sérosité s'accumule dans la cavité de la membrane, et y séjourne au lieu de s'imbiber de proche en proche dans le tissu cellulaire. Quelle est la cause physique de ce phénomène? Je l'ignore; elle devrait être recherchée. Par l'injection d'un vin alcoolisé, vous changez le mode d'exhalation de la membrane qui sécrète alors une sérosité coagulable et susceptible de s'organiser. De là, ces adhérences, qui unissent les deux feuillets de la tunique séreuse, quand la guérison est opérée. Un excellent moyen d'accélérer la guérison est de donner issue par une seconde ponction au liquide qui s'épanche après l'injection curative.

Il y a d'autres phénomènes plus difficiles à expliquer dans l'économie animale. Examinez ce qui se passe dans un phlegmon, à la suite de cet ensemble de phénomènes qu'on est convenu d'appeler inflammation, expression impropre et bizarre ; car il n'y a là ni flamme ni combustion, et le seul rapprochement raisonnable qu'on puisse établir, c'est l'élévation comparative de la température. Après donc cette série de modifications dans la circulation capillaire, ces altérations dans la sércétion, il arrive un moment où une matière albumineuse se dépose dans les aréoles du tissu cellulaire. De solide et d'opaque qu'elle était, elle devient bientôt liquide, et acquiert tous les caractères du véritable pus. Ainsi elle s'offre à vous sous l'aspect d'une sérosité lactescente, tenant en suspension une grande quantité de globules albumineux. Eh bien! chose singulière, ce pus peut séjourner très longtemps dans le foyer de l'abcès sans s'imbiber dans les tissus voisins, et il reste emprisonné dans un point limité, jusqu'à ce qu'une ouverture naturelle ou artificielle lui permette de s'épancher au-dehors. Il y a quelques cas néanmoins où l'inflammation phlegmoneuse se termine par résolution, et alors on ne peut douter que cette résorption de la matière purulente ne s'effectue par suite de son imbibition dans les tissus. Pourquoi donc dans certaines circonstances ce pus reste-t-il localisé, tandis que dans d'autres il passe à travers les porosités des membranes? Cela dépend certainement des propriétés physiques et des liquides, et des tissus au sein desquels ils sont épanchés, propriétés qui ne nous sont pas assez connues. Remarquez aussi que dans ces cas où le pus se fait jour au dehors, c'est en partie par l'imbibition successive de ce liquide dans le tissu cellulaire, que la peau se trouve peu à peu pénétrée de sa couche profonde vers sa couche superficielle, qu'elle s'aminicit, et qu'enfin elle se perfore.

Dans les tumeurs anévrysmales le sang épanché est disposé par couches concentriques plus ou moins denses suivant la place qu'elles occupent. Les caillots placés au centre du kyste sont les plus mous; mais à mesure qu'on s'approche de sa circonférence, ils deviennent de plus en plus consistants. A quoi tient cette différence? Evidemment à ce que la partie aqueuse du sang s'est imbibée à travers les parois de la tumeur dans le tissu cellulaire.

Il se développe fréquemment sur le trajet des tendons des petites tumeurs qu'on appelle ganglions; ce sont de petits sacs remplis de matières visqueuses et albumineuses, véritables appareils d'endosmose déposés au milieu de nos tissus. Quand on peut parvenir par une forte pression à les rompre, on change leurs rapports avec la membrane qui leur servait d'enveloppe, et le liquide, s'imbibant dans les parties voisines, ne tarde pas à être résorbé.

Vous n'ignorez pas que le traitement des hydropisies est tout-à-fait empirique, et ne repose sur aucune base certaine. Ainsi chaque médecin a sa formule, l'un la saignée, un autre les purgatifs, un autre les diurétiques; ceux enfin qui veulent concilier les opinions, emploient ces divers moyens réunis. Eh bien! ces hydropisies, je vous l'ai déjà dit, sont en grande partie sous la dépendance des lois physiques; ainsi on peut à volonté les produire sur l'animal vivant, en déterminant des conditions d'exhalation supérieures à celles de l'absorption. Tout obstacle apporté à la circulation veineuse a pour conséquence l'infiltration séreuse des parties dont les vaisseaux oblitérés étaient chargés de rapporter le sang vers le cœur. Mais il est des hydropisies qui ne peuvent être attribuées à ces causes mécaniques; ainsi certaines ascites se produisent, bien que le système de la veine porte n'offre aucune altération appréciable. Ce serait un objet d'étude attrayant et neuf tout à la fois, que de rechercher avec soin la composition du sang dans ces cas d'infiltration séreuse, indépendante d'un obstacle mécanique à la circulation. Déjà en étudiant la composition de l'urine, on l'a trouvée chargée d'albumine. Cette observation est fort intéressante, mais il faudrait aller plus loin. Croyez-vous qu'il soit indifférent pour le maintien de l'équilibre entre l'absorption et l'exhalation, que le sang qui parcourt nos vaisseaux soit plus ou moins visqueux, ou bien, au contraire, que l'élément aqueux y soit plus ou moins prédominant? Examinez ce qui se passe quand on injecte de l'eau dans les veines d'un animal, après lui avoir ôté préalablement une certaine quantité de sang. Outre les effets mécaniques qui en résultent, cette modification dans la composition du sang est curieuse en elle-même; car à mesure qu'on le remplace par de l'eau, les allures et les instincts de l'animal sont changées. Ainsi, de criard et agité qu'il était, il devient tranquille. C'est même d'après ces résultats obtenus chez les animaux, que j'ai été conduit à essayer ce moyen chez l'homme atteint de la rage. Je n'ai jamais, il est vrai, été assez heureux pour sauver un hydrophobe; mais je suis plusieurs fois parvenu à calmer cette exaltation excessive à laquelle il est en proie, et qui se traduit au dehors par les actes les plus furieux et les plus désordonnés. Ce n'est pas beaucoup pour l'issue définitive, puisque la mort est inévitable; mais au moins j'ai eu la consolation de rendre calmes et paisibles ces derniers instants, qui n'offrent le plus souvent qu'une succession d'accès horribles, pour lesquels a été créée l'énergique expression de *rage*. Telle est en effet l'exaltation du système nerveux, que l'homme hydrophobe n'est sensible ni à l'acide prussique, ni à l'opium, ni en un mot à l'action des substances les plus vénéneuses, même injectées dans les veines. C'est ce que j'ai constaté par de nombreuses expériences.

En injectant ces diverses substances dans les veines de l'homme, les parois du vaisseau qui sert à faire l'expérience, changent de couleur et d'aspect par suite de l'imbibition qui s'opère à travers leurs porosités. Vous savez en effet que les tissus animaux sont modifiés dans leurs propriétés physiques, quand ils s'imbibent avec tel ou tel liquide. Ainsi la cornée devient opaque aussitôt qu'un fluide quelconque est interposé entre ses lamelles.

Il y a un autre fait curieux qui résulte de l'injection de l'eau dans le système vasculaire d'un animal. Celui-ci peut être tellement gonflé, qu'il ne peut fléchir ses membres, ni leur faire exécuter le moindre mouvement sans une difficulté affreuse. Ce phénomène s'explique aisément par les modifications qu'éprouveut les vaisseaux sanguins; vous savez en effet qu'un tuyau flexible, fortement distendu par un liquide, devient droit, rigide, et qu'il faut un effort assez considérable pour lui donner une courbure.

Ce sont des résultats mécaniques de la distension des vaisseaux par les liquides. Nous voyons souvent des modifications analogues chez des personnes pléthoriques, et souvent aussi les praticiens ne se doutent guère du genre d'accidents auxquels ils veulent remédier. Étudions donc avec persévérance et attention la physique vitale; elle nous fournira des données importantes que nous demanderions en vain à la médecine.

DOUZIÈME LEÇON.

MESSIEURS,

Ces phénomènes d'imbibition qui se remarquent dans tous les tissus et tous les parenchymes, sont surtout faciles à constater dans les êtres qui n'ont pas de système vasculaire proprement dit. Ainsi les zoophytes, dont le corps ne représente qu'une sorte de membrane disposée en sac, constituent un véritable appareil d'exhalation et d'absorption. Il y aurait une série de recherches générales fort intéressantes à faire sur cette imbibition dans l'économie vivante; car c'est à elle que se rattachent de nombreuses questions d'anatomie pathologique. Ainsi ces collections, ces épanchements, de quelque nature qu'ils soient, ces fausses membranes séreuses, ces produits accidentels si variables par leur siége et leur composition, toutes ces questions en un mot ne doivent-elles pas être envisagées sous un point de vue physique ? Voyez ce qui arrive dans cette maladie si commune qu'on appelle pneumonie; la simple transpiration pulmonaire est suspendue, il se dépose, soit dans le tissu cellulaire, soit dans les lobules mêmes de l'organe, des matières nouvelles qui ne s'y rencontrent pas dans l'état sain. De là cette transformation du tissu aérien du poumon en une substance compacte, qu'on a grossièrement comparée au parenchyme du foie. Bientôt les aéroles du tissu pulmonaire sont infiltrées d'une matière purulente, et alors vous avez ce degré qu'on désigne sous le nom d'hépatisation grise. Qui peut douter que, dans cette série de phénomènes, l'imbibition ne joue un rôle important?

Voyez encore ce qui arrive dans ces nombreuses altérations du tissu osseux, et surtout dans la transformation dite *lardacée, criant sous le scalpel.* La circulation n'y existe plus, et cependant ces tumeurs grossissent, elles s'altèrent ; bientôt les points naguère les plus durs deviennent mous et fluctuants. Ce sont bien encore les matériaux du sang que vous trouvez épanchés dans le parenchyme de l'os; or, par quelle voie autre que l'imbibition ont-ils pu y pénétrer? Dans ce qu'on désigne sous le nom de tumeurs blanches, il n'y a presque plus de circulation, aussi ce sont les médications propres à favoriser l'imbibition, qu'il faut choisir de préférence. Pourquoi dans les caries des vertèbres, le pus va-t-il fuser au loin, tandis que celui du véritable phlegmon reste dans le lieu où il s'est formé? C'est que leurs propriétés physiques sont loin d'être les mêmes. Dans la carie vertébrale le pus est moins visqueux, plus séreux que dans le phlegmon; il est chargé de flocons blanchâtres, et entraîne avec lui un détritus albumineux. Je ne doute pas que ces modifications, dans les propriétés physiques de la matière purulente, ne jouent le principal rôle dans ce transport d'un lieu à un autre, à travers les lamelles du tissu cellulaire.

Il n'est personne qui n'ait eu l'occasion d'observer ces curieux phénomènes qu'on désigne sous le nom de métastases. Un abcès développé dans un point disparaît tout-à-coup, et vous retrouvez du pus dans un organe souvent éloigné. Est-ce le même pus qui a abandonné le lieu où il était primitivement déposé, pour aller se fixer en un autre? Il faudrait qu'on cherchât à suivre son trajet, et à trouver quels peuvent être ses moyens de transport. Mais ce fait, bien qu'il ne puisse être expliqué, n'en existe pas moins, et l'on sait, par exemple, de toute antiquité, que les lésions de la tête s'accompagnent fréquemment d'abcès au foie.

Voici un chien dans les veines duquel j'ai injecté, il y a trois jours, environ trois livres et demie d'eau. L'animal avait d'abord paru bien supporter cette injection, mais il a succombé deux heures après. Cette mort rapide est un fait curieux à noter; car vous vous garderez bien d'injecter dans le système vasculaire d'un homme, proportion gardée, une quantité aussi considérable d'eau, sous peine de voir survenir de graves accidents. Le liquide introduit de cette manière dans les veines, ne séjourne pas long-temps dans le système circulatoire; mais, d'après les lois de l'imbibition, il s'exhale par les voies les plus faciles. Or, le poumon étant le plus favorablement disposé pour cette sorte d'élimination, c'est surtout par cette voie que la nature se débarrasse de l'excès d'eau dans l'économie. Aussi, voit-on s'échapper un nuage épais de la gueule de l'animal; mais comme tout le liquide n'a pas eu le temps de se transformer en vapeurs, une partie se montre sous la forme d'une mousse légère. Un phénomène assez singulier, que je n'avais point encore observé, m'a été offert par ce chien; en effet, une demi-heure avant de mourir, tout son corps était couvert d'un liquide abondant provenant, m'a-t-on dit, de la transpiration cutanée. Voyons maintenant s'il s'est fait quelque épanchement dans les cavités séreuses.

Cavité abdominale. Le petit bassin contient une petite quantité d'un liquide séreux, légèrement coloré en rouge. Il est probable que si nous n'en rencontrons pas davantage, c'est que, depuis trois jours que l'animal a succombé, la sérosité a eu le temps de s'imbiber dans les tissus voisins. Les intestins et les autres vicères sont pâles et décolorés; on dirait qu'ils ont macéré pendant longtemps dans de l'eau.

Cavité thoracique. La plèvre est extrêmement humide et paraît imprégnée de sérosité; mais je ne vois point d'épanchement de liquides dans sa cavité.

Le diaphragme nous offre une particularité qui mérite de fixer notre attention : il a perdu sa couleur rosée de muscle; il est parsemé de taches bleuâtres et livides, provenant d'un épanchement sanguin dans l'interstice de ses fibres. Cette extravasation du sang dans le tissu cellulaire, est un phénomène qu'on observe fréquemment chez l'homme, par suite d'une altération dans la composition chimique de nos liquides. Vous savez qu'une des conditions physiologiques du sang à l'état normal, est de ne point transsuder avec tous ses éléments à travers les parois des vaisseaux qu'il parcourt; mais supposez une modification quelconque dans ses éléments, supposez par exemple, que sa viscosité est diminuée par suite d'une injection d'eau dans le système veineux, vous verrez apparaître ces ecchymoses en divers points de nos tissus. Et ce que je dis ici ne repose pas seulement sur des idées théoriques. Pourquoi chez le marin scorbutique la surface cutanée se recouvre-t-elle de larges taches occasionnées par des épanchements de sang? parce que ce sang a été appauvri par l'usage d'aliments salés et insuffisants, et par la privation des végétaux frais. Aussi les médecins de marine ont-ils remarqué que le sang tiré de la veine de ces malades était moins riche en fibrine, et qu'au contraire le sérum y prédomine d'une manière notable. Si donc ce liquide a perdu une partie de sa viscosité, vous comprendrez facilement pourquoi il ne circule plus comme dans l'état normal, et par quel mécanisme il s'extravase dans les tissus, à travers les parois vasculaires.

Le tissu pulmonaire est gorgé de liquides, et il vous offre ce premier degré d'altération qu'on désigne sous le nom d'*engouement*. Sachez bien que dans la pneumonie, il ne faut pas rapporter exclusivement aux propriétés vitales ces modifications que subit le parenchyme de l'organe : il y a là aussi des phénomènes physiques bien dignes de fixer l'attention du médecin observateur.

Nous retrouvons sur la surface de l'estomac les mêmes taches que nous avions rencontrées sur le diaphragme : vous comprendrez facilement qu'il doit en être ainsi, si vous songez aux nombreuses artères que reçoit ce viscère pour la sécrétion des liquides acides et autres, nécessaires à la digestion

Je ne doute pas que ces altérations du sang ne jouent un rôle immense dans un grand nombre de maladies ; aussi est-il à regretter que nous n'ayons pas l'histoire physique et chimique de ce liquide, dans les diverses modifications que subissent ses éléments. De semblables recherches pourraient amener à de précieux résultats, et c'est vers ce but que les personnes qui ont la noble ambition de reculer les limites de la science, doivent diriger leurs travaux.

Les expériences de M. Gaspard ont démontré l'action délétère qu'exercent, dans l'économie vivante, des matières animales en putréfaction introduites dans le système circulatoire. J'ai repris ces travaux, afin de vérifier le degré d'influence de ces différentes substances. Eh bien, quand on injecte dans les veines d'un animal quelques gouttes d'une eau dans laquelle on a fait macérer des débris de poissons putréfiés, on voit se développer tous les symptômes de ces fièvres si fréquentes sur les rivages de l'Amérique du nord. De toutes parts le sang s'échappe de ses vaisseaux. Épanché sous la peau, il forme des taches livides analogues aux pétéchies de nos fièvres typhoïdes; exhalé à la surface de la muqueuse de l'estomac, il constitue ces vomissements noirs qui sont toujours un phénomène grave et trop souvent fatal.

Peu de temps après cette terrible épidémie de fièvre jaune qui désola Barcelone et contre laquelle on prit tant de mesures plutôt politiques que médicales, nous reçûmes tout-à-coup dans nos hôpitaux, vers le mois de juillet, onze personnes offrant tous les symptômes de cette maladie. Ils vomissaient en abondance des matières noires, et leur peau jaune-brun était parsemée de pétéchies. A l'autopsie, nous constatâmes toutes les lésions qui caractérisent la fièvre jaune; et ce qui nous frappa le plus, ce fut l'état de la muqueuse intestinale qui était gorgée d'un sang liquide transsudant par la moindre pression à travers les parois vasculaires. Je ne doute pas que nous n'ayons eu affaire là à une véritable fièvre jaune, d'autant plus que les conditions atmosphériques où s'étaient trouvés ces onze individus étaient bien de nature à favoriser le développement de cette maladie. L'électricité n'est pas sans influence sur les phénomènes capillaires. C'est ainsi qu'en plongeant dans un liquide un tube capillaire, vous pouvez déterminer l'ascension rapide de la colonne de liquide en la faisant traverser par un courant électrique. Poret a fait à ce sujet des expériences qui démontrent cette vérité d'une manière palpable; si, par exemple, vous mettez dans un tube recourbé une colonne de liquide, et que vous adaptiez aux extrémités de ce tube les pôles d'une pile, les liquides cessent d'être de niveau, et vous voyez une colonne monter et l'autre descendre.

Il en est de même pour un endosmomètre; en plongeant un des pôles de la pile dans le liquide intérieur, et l'autre pôle dans le liquide extérieur, les phénomènes d'imbibition et d'exhibition sont beaucoup plus rapides.

Ce qui arrive là sur des membranes inertes se passe de même sur des animaux vivants. Un de mes anciens élèves, M. le professeur Fodéra, a fait à ce sujet des expériences fort curieuses. Il a vu que si l'on met une dissolution de prussiate de potasse sur la muqueuse intestinale d'un chien, et une dissolution de sulfate de fer sur la surface séreuse correspondante, l'imbibition est d'abord fort lente; mais si l'on fait passer un courant galvanique à travers les parois du viscère, l'imbibition est beaucoup plus rapide, et l'on ne tarde pas à voir bleuir les surfaces.

Il résulte de ces faits qu'on peut faire d'utiles applications de l'électricité à la thérapeutique.

C'est ainsi que pour favoriser la résolution de certaines tumeurs, de certains engorgements, j'ai plus d'une fois employé avec succès des courants électriques. Mais c'est dans ces cas surtout qu'il faut recourir à des procédés particuliers; si en effet vous vous contentiez d'appliquer les pôles de la pile à la superficie des téguments, comme le fluide électrique tend à se répandre à la surface des corps plutôt qu'à pénétrer dans leur intérieur, vous n'obtiendriez probablement pas de résultats notables. Aussi suis-je dans l'usage d'enfoncer dans les tissus mêmes deux petites aiguilles métalliques qui, mises en contact avec la pile, servent de conducteurs au courant galvanique.

On sait aussi en physique que quand une surface humide est soumise à l'influence du contact électrique, l'évaporation s'effectue avec beaucoup plus de rapidité.

Je vous disais, il n'y a qu'un instant, que certaines tumeurs développées dans le tissu osseux ne paraissent point parcourues par des vaisseaux sanguins, mais qu'elles semblent vivre à la manière des végétaux, c'est-à-dire par la voie de l'imbibition. Ceci me rappelle un fait que je vais vous rapporter en peu de mots, et qui, je crois, ne laissera pas que de vous offrir quelque intérêt.

Une pauvre fillo vint consulter Dupuytren pour une tumeur énorme de nature squirrheuse qu'elle portait sur un des côtés de la tête. L'habile chirirguen tenta l'opération; mais il fut obligé d'y renoncer, ne pouvant extirper cette masse volumineuse qui s'étendait profondément au milieu d'organes importants. La malade était donc considérée comme incurable quand elle entra dans mon service à la Salpétrière. Son état était des plus affreux; car, quoique bien portante d'ailleurs, elle ne pouvait écarter les mâchoires pour prendre des aliments, et tout faisait présager une terminaison promptement funeste. Je résolus de tenter une nouvelle opération. J'emportai avec la scie une portion énorme de la tumeur, pesant plusieurs livres, et, chose singulière! quelques gouttelettes de sang suintèrent à peine à la surface de la plaie provenant de cette vaste incision. En examinant avec soin la texture même de la tumeur, je vis qu'elle était constituée par un épanchement de matière squirrheuse et encéphaloïde dans les aréoles du tissu osseux; mais je ne pus trouver aucune trace de vaisseaux sanguins. La plaie se cicatrisa très-promptement. Cependant bientôt la maladie se reproduisit, et je fus de nouveau forcé d'emporter une portion de la tumeur; la cicatrisation se fit encore avec une promptitude extrême. Comme, malgré ces ablations partielles, les accidents devenaient chaque jour de plus en plus graves, et que la mort était imminente, je me hasardai à lier l'artère carotide. Depuis lors la tumeur a cessé de s'accroître, et de temps en temps je reçois la visite de cette pauvre fille qui ne sait en quels termes m'exprimer sa reconnaissance. Il y a aujourd'hui sept ans que cette tentative fondée sur des données de pure physiologie expérimentale a été exécutée, et je n'ai eu jusqu'ici qu'à me louer d'avoir eu le courage de l'entreprendre.

TREIZIÈME LEÇON.

Messieurs,

Un fait général ressort de toutes les expériences que nous avons répétées devant vos yeux, c'est que tout liquide et tout solide susceptibles de se dissoudre dans nos humeurs s'imbibent à travers nos différents tissus. C'est là une une loi fondamentale trop long-temps méconnue par les médecins. L'esprit humain se plait à imaginer des théories plus ou moins ingénieuses, et il néglige l'étude expérimentale des phénomènes physiques de la vie, seul moyen d'asseoir l'édifice médical sur des bases vraies et solides. Aussi voyez combien a été fâcheuse pour le traitement des maladies, cette manie de créer des systèmes et de former de la thérapeutique sur des assertions hasardées. On ne peut lire sans dégoût aujourd'hui cet amas de formules bizarres, cet assemblage incohérent de médicaments divers, vantés tour à tour comme des spécifiques contre les nombreuses affections auxquelles l'homme est exposé. Eh bien ! le seul phénomène de l'imbibition bien connue a été déjà pour nous la source d'une foule d'applications heureuses à la thérapeutique de certaines maladies. Ces résultats ne peuvent être contestés, quelle que soit la manière dont on les interprète; car ils sont basés sur l'expérience, et nous pouvons les produire et les modifier à notre gré sur l'homme ou sur l'animal vivant. Mais ce ne sont point seulement les substances solides ou liquides qui peuvent pénétrer à travers les porosités des membranes; les gaz et les vapeurs sont dans un rapport tellement étroit avec l'existence des végétaux et des animaux, qu'il est d'un immense intérêt pour nous d'étudier comment ils se comportent à l'égard des pores de nos tissus. Nous allons entrer dans quelques considérations sur ces phénomènes que j'ai depuis longtemps désignés sous le nom de perméabilité aux gaz.

PERMÉABILITÉ AUX GAZ.

Nous ne vous ferons point l'histoire de toutes les modifications que les vapeurs ou les gaz introduits dans l'économie exercent sur le jeu de nos organes; nous voulons surtout nous arrêter sur la manière dont ces fluides se comportent relativement à la porosité de nos membranes. Ces questions sont pour le physiologiste du plus haut intérêt. En effet, s'il est rare que le contact passager d'un liquide ou d'un solide sur nos tissus amène la cessation de la vie, combien de fois n'a-t-on pas vu la simple émanation de produits gazeux déterminer immédiatement la mort?

Tout le monde sait que, pour conserver un gaz,

il n'est pas indifférent de le renfermer dans un flacon de verre ou dans un sac membraneux. Supposez que vous ayez rempli une vessie d'hydrogène très pur, et que vous l'ayez laissée plusieurs jours dans votre laboratoire. Si vous venez à analyser ensuite ce gaz, que trouverez-vous ? Qu'il est altéré dans sa composition; car en approchant une bougie allumée, il détonne; ce qui vous indique qu'il s'est mélangé avec de l'oxygène qu'il a emprunté à l'air atmosphérique. Laissez-vous s'écouler un temps plus long encore, l'hydrogène disparaît en grande partie, et est remplacé par de l'air simple. Or, il n'en sera pas de même pour un flacon : l'hydrogène conservera sa pureté tant qu'on ne le mettra pas en contact direct avec l'atmosphère. A quoi tient cette différence ? Vous l'avez déjà soupçonné. Des parois en verre ne sont point poreuses comparativement à des parois membraneuses, et si les premières mettent un obstacle insurmontable au déplacement des gaz, les secondes au contraire permettent leur libre passage à travers leur propre tissu. Aussi les aéronautes ont-ils la précaution de garnir leur ballon d'un vernis qui s'oppose à la perméabilité des étoffes destinées à contenir l'hydrogène; sans cela la légèreté spécifique du gaz disparaîtrait par suite de son mélange avec l'air ambiant.

Il faut que vous soyez bien pénétré de ce fait important, savoir : que toute membrane vivante est perméable aux gaz. Ces ouvertures imperceptibles dont sont criblés les tissus organisés sont autant de voies par lesquelles les fluides aériformes peuvent s'insinuer. Comment expliquer cette transformation du sang veineux en sang artériel, sinon par le passage de l'air inspiré à travers la membrane qui tapisse les ramifications bronchiques? Nous pouvons d'ailleurs reproduire artificiellement ce phénomène. Voici un sac de baudruche que j'ai rempli de sang veineux; vous voyez que par son contact avec l'oxygène de l'air au moyen des porosités de la membrane, ce liquide acquiert la couleur rouge; il tend même à devenir écarlate. Quand vous venez de faire une saignée, le même acte physique se reproduit, pourvu toutefois que le sang extrait de la veine ne soit pas recouvert par une couenne; car celle-ci s'opposerait au contact de l'air atmosphérique.

Cette simple expérience nous montre en petit ce qui se passe en grand dans l'appareil pulmonaire. En effet, par la respiration, l'air pénètre à travers les tuyaux bronchiques jusqu'au réseau capillaire du poumon, et là il se trouve en contact avec le sang veineux par l'intermédiaire d'une membrane mince et poreuse. Quelle que soit d'ailleurs la disposition intime du parenchyme pulmonaire, que ce soient des cellules, ou bien, comme on l'a prétendu dans ces derniers temps, un tissu caverneux, le phénomène reste le même. Remarquez par quel admirable artifice la nature a su multiplier à l'infini des surfaces limitées dans une enceinte aussi étroite que la cavité thoracique. Ces nombreux vaisseaux ramifiés en tous sens, et s'entrecroisant dans toutes les directions, vous expliquent comment le sang veineux, après avoir parcouru tous nos tissus, est sans cesse vivifié par son mélange avec l'oxigène de l'air intérieur. L'appareil pulmonaire est un appareil essensiellement physique dont la structure est en rapport avec l'importance de ces fonctions. Au lieu d'un tissu vasculaire et aérien, supposez une masse dense et compacte, comment le sang sera-t-il en rapport avec le fluide destiné à lui rendre ses qualités artérielles ? C'est ainsi que vous vous expliquez ces troubles qu'entraîne dans l'économie toute altération organique du parenchyme pulmonaire. C'est encore par le même mécanisme que les animaux à poumon peu spongieux, tels que les reptiles, les crocodiles, les grenouilles, ont besoin de consommer dans un temps donné beaucoup moins d'air que les mammifères.

Ce n'est pas seulement à la surface pulmonaire que s'opère cette conversion du sang veineux en sang artériel; car la peau elle-même peut servir à la respiration. On a fait des expériences à cet égard, et elles confirment pleinement cette proposition. Ainsi on a mis une grenouille en contac par son enveloppe tégumenteuse avec l'air extérieur, après avoir eu soin préalablement de l'empêcher de respirer, et on a vu qu'elle vivait plus long-temps que quand son corps restait plongé dans l'eau. Donc la peau de cet animal offre des phénomènes analogues à ceux qui se passent dans le poumon; ce que l'on conçoit d'autant mieux qu'elle n'est pas recouverte d'un véritable épiderme. Aussi je ne puis trop insister sur ce fait important, qui a en physiologie des conséquences si graves, savoir que toute membrane vivante est perméable aux gaz. Partout où vous mettez en contact avec l'air des vaisseaux sanguins, qu'ils appartiennent à l'instestin ou à toute autre surface de nos organes, partout vous aurez une véritable respiration.

Il y a, pour cette perméabilité aux gaz, un phénomène analogue à celui que j'ai désigné sous le nom d'imbibition à double courant. Le poumon, par exemple, nous offre ce double passage simultané du dehors au dedans et du dedans au dehors. Car en même temps que l'oxygène de l'air traverse la membrane pour aller vivifier le sang, en même temps aussi ce sang laisse échapper par exhalation une certaine quantité d'acide carbonique qui franchit en même temps la même membrane pour se mêler à l'air expiré. De même aussi, quand vous renfermez de l'hydrogène dans une vessie, ce gaz s'échappe en partie à travers les porosités de la membrane, et est remplacé par de l'air atmosphérique.

Quant à l'explication du phénomène de la perméabilité aux gaz, elle ne peut être la même que pour l'imbibition des liquides. On conçoit en effet que ceux-ci s'insinuent dans les porosités des membranes en vertu des lois de l'attraction et de la capillarité; mais les conditions physiques des gaz et des vapeurs sont loin d'être identiques. Aussi le mécanisme de leur introduction ne peut être identique. Les liquides sont composés de molécules qui adhèrent l'une à l'autre; les molécules des gaz au contraire tendent sans cesse à se séparer et à se répandre dans l'espace, animées de cette force de tension qui leur est propre. Vous connaissez tous les belles expériences que M. Gay-Lussac a faites sur ce sujet. Aussi je crois que, dans l'état actuel de nos connaissances, c'est par la tension des gaz qu'on peut expliquer leur pénétration dans les pores des corps solides.

Quoi qu'il en soit, vous voyez qu'il n'est pas indifférent que les organes de la respiration se trouvent en contact avec telle ou telle sorte de gaz, puisque tous ne sont pas propres à entretenir la vie et qu'un grand nombre ont la fatale propriété de la détruire. Aussi le praticien doit-il connaître et les circonstances dans lesquelles ces gaz délétères peuvent se développer, et les moyens de combattre les accidents qu'ils déterminent. N'est-ce pas là un beau sujet de recherches ? Ne vaudrait-il pas mieux, dans l'intérêt de la science et de l'humanité, exiger des jeunes médecins des connaissances précises sur ces questions d'une utilité pratique, que de les examiner seulement sur des détails minutieux d'une fine anatomie, qu'ils auront bientôt oubliés.

Relativement à ces différents gaz, il y a encore quelques faits qu'il faut que vous connaissiez. C'est une chose fort remarquable que l'air qui peut entretenir la vie est justement et uniquement celui au milieu duquel la nature nous a placés. Du moment que sa composition est modifiée, soit par la présence de principes étrangers, soit par l'addition ou la soustraction d'un de ses éléments constituants, la mort arrivera inévitablement. Composez une atmosphère artificielle avec de l'oxygène, de l'hydrogène, de l'azote et de l'oxyde de carbone, et l'animal plongé dans chacun de ces gaz ne tarde pas à périr par asphyxie, c'est-à-dire, par défaut de respiration. On peut, il est vrai, voir la vie se prolonger un peu plus long-temps dans un mélange d'oxygène et d'hydrogène; la mort sera encore la terminaison nécessaire.

Il est d'autres gaz qui ne sont pas seulement impropres à vivifier le sang nécessaire à l'entretien de la vie, mais qui jouissent de propriétés spéciales et éminemment délétères. Ainsi il suffit de la présence de quelques atômes d'hydrogène sulfuré dans l'air pour que l'animal soit tué instantanément. Or, remarquez que ces phénomènes ne s'effectuent que par suite de cette perméablité des membranes. Si celles-ci jouissaient d'une sorte de choix instinctif qui leur permît de laisser passer certains gaz et de repousser les autres, sans doute ce seraient là des conditions fort heureuses. Si seulement la surface pulmonaire n'était perméable que pour l'air atmosphérique, composé de ses éléments dans des propositions normales, nous serions à l'abri d'une foule de causes de maladies. Mais malheureusement il n'en est pas ainsi. Vous sentez combien il importe au médecin d'avoir une connaissance exacte de ces faits, puisque l'on a tenté le traitement de plusieurs affections de poitrine par l'inspiration de certains gaz et de certaines vapeurs. Or il faut bien se rappeler que ces substances ne s'arrêtent pas à la surface du poumon, mais qu'elles pénètrent dans le torrent de la circulation en passant à travers les parois des vaisseaux capillaires. Le mélange des fluides médicamenteux avec l'air atmosphérique peut quelquefois être utile; ainsi on a employé dans certains cas avec avantage des inspirations de chlore, d'acide prussique et autres vapeurs: mais il faut une grande circonspection dans l'usage de semblables moyens, puisque l'oxygène lui-même, ce gaz éminemment vital, ne tarde pas, quand il est respiré pur, à déterminer la mort.

Ce n'est pas seulement sous un point de vue scientifique qu'il importe au médecin d'étudier la perméabilité de nos membranes pour les gaz ; car il trouve dans la pratique de nombreuses occasions de faire l'application de ce que ses recherches lui ont appris. Il y a une foule de circonstances où l'homme est exposé à respirer des gaz nuisibles. Ainsi un ouvrier, travaillant dans une mine, ou dans une fosse d'aisance, pourra être frappé d'une asphyxie subite par suite d'un dégagement d'acide carbonique, d'hydrogène sulsulfuré, ou de tout autre fluide délétère; un individu aura tenté de s'ôter la vie en s'enfermant dans sa chambre au milieu de vapeurs de charbon; irez-vous dans ces circonstances impérieuses prescrire des sangsues et des tisanes, ou bien aurez-vous recours à des procédés chimiques pour combattre des accidents développés par des agents chimiques eux-mêmes? Je ne puis trop insister sur la nécessité de se familiariser avec l'étude de ces importantes questions. Vous devez connaître, vous médecins, les propriétés physiques des gaz, les circonstances dans lesquelles ils se dégagent, les accidents qu'ils peuvent produire sur l'homme, et le traitement que chacun exige; car ce traitement doit être modifié suivant la nature du fluide qui a pénétré dans l'organe pulmonaire.

Je me rappelle un fait qui m'a singulièrement frappé. Il y a quelques années que, pendant la nuit, une chambre où plusieurs personnes étaient couchées, se trouva tout d'un coup remplie de gaz hydrogène carboné, provenant d'un tuyau d'éclairage. Toutes ces personnes ne tardèrent pas à être prises d'une fièvre typhoïde des plus graves. Je n'hésite pas à l'attribuer à l'influence exercée par ce gaz sur le sang avec lequel il s'était mélange par l'acte de la respiration. Et d'ailleurs, dans les pays marécageux, ne voit-on pas les émanations du même gaz déterminer, chez ceux qui les respirent, les fièvres les plus meurtrières?

Ce que je dis ici des gaz, s'applique également aux vapeurs qui jouissent de propriétés physiques parfaitement analogues. Ainsi la même force de tension leur permet de pénétrer à travers les porosités de nos membranes. C'est ce que l'expérience la plus vulgaire nous met à même chaque jour de constater. Quiconque passe dans un appartement nouvellement peint, ne tarde pas à voir son urine exhaler une odeur de violette, par suite de l'absorption de la vapeur de térébenthine répandue dans l'atmosphère. Quand on a séjourné quelque temps dans un amphithéâtre où des particules animales putréfiées sont mêlées à l'air ambiant, les gaz intestinaux acquièrent une fétidité caractéristique qui se rapproche de celle des matières en putréfaction qui ont pénétré par les porosités de nos tissus. Qu'ai-je besoin de multiplier des exemples de ce genre? Ce que je voulais vous faire bien saisir, c'est que les vapeurs entrent dans l'économie et en ressortent avec une égale facilité. Aussi il n'est pas indifférent que l'air qui pénètre dans vos poumons tienne en suspension telle ou telle substance, car elle réagira sur vos organes, suivant le degré d'énergie qui lui appartient. Innocente, elle pourra exercer une influence utile; délétère, elle peut tuer avec la rapidité de la foudre. Qui de vous ne connaît l'action si terrible de l'acide prussique? Telle est la rapidité avec laquelle cette substance si éminemment vénéneuse se volatilise' qu'une portion de la liqueur se congèle en même temps que l'autre portion se réduit en vapeur.

Quand vous êtes appelé à exercer la médecine dans une localité quelconque, ayez toujours égard aux conditions atmosphériques, et surtout aux émanations dont l'air peut être chargé. Le voisinage de la mer, la proximité d'un marais, l'habitation dans une chambre bien aérée, l'entassement de plusieurs individus dans un même appartement, toutes ces modifications en un mot, dans la composition de l'air que l'on respire, exercent une influence immense sur la production de certaines maladies et sur les indications thérapeutiques qu'elles réclament. Combien d'affections morbibes réputées contagieuses, reconnaissent pour cause unique l'altération de l'atmosphère par des miasmes émanés de foyers putrides?

Pressé par le temps, je regrette de ne pouvoir vous développer plus en détail ces considérations importantes sur la perméabilité aux gaz. Mais afin que ces faits restent mieux gravés dans votre mémoire, je terminerai cette séance par une expérience sur la rapidité avec laquelle une vapeur délétère agit sur l'économie en traversant nos membranes.

Voici un petit flacon rempli d'acide prussique anhydre. Après l'avoir débouché, je le passe assez rapidement sous les narines d'un petit cochon d'Inde, et vous voyez que, pour avoir respiré quelques atômes de la vapeur qui en émane, l'animal est tombé sans mouvement. N'y a-t-il pas moyen de le rappeler à la vie? Nous allons essayer. Je prends maintenant de l'ammoniaque concentré, et j'applique le nez du petit animal sur la vapeur qui s'en échappe: vous le voyez s'agiter, pousser des cris; il semble sortir de son sommeil léthargique, et je ne doute pas qu'il ne survive à notre expérience. Supposez un homme empoisonné par le même acide, vous devriez aussitôt recourir à l'inspiration de vapeurs d'ammoniaque ou de chlore, seul moyen de l'arracher à une mort certaine. De même, si l'agent vénéneux était de l'hydrogène sulfuré, la première indication à remplir serait de faire respirer du chlore gazeux. Or, remarquez que notre traitement dans ces diverses circonstances est toujours basé sur cette propriété des membranes de se laisser traverser par les gaz et les vapeurs. En présence de semblables faits, qui oserait encore contester la nécessité des connaissances physiques, si l'on aspire à pratiquer, avec quelque supériorité, l'art médical?

QUATORZIÈME LEÇON.

MESSIEURS,

Vous vous rappelez l'objet de notre séance dernière. Nous avons recherché de quelle manière se comportent les divers tissus de l'économie animale relativement aux vapeurs et aux gaz. Or telle est l'influence des pores innombrables dont sont criblées nos membranes, que celles-ci ne présentent presqu'aucun obstacle au libre passage des fluides aériformes avec lesquelles elles se trouvent en contact. Ainsi le grand phénomène de la respiration n'est pas autre chose que cette perméabilité de la surface pulmonaire à l'air atmosphérique. On a bien étudié jusqu'ici les lésions matérielles que les maladies déterminent dans nos organes; mais il me semble que ce n'est pas là que doit s'arrêter la science. Supposez une pneumonie, une bronchite, une pleurésie; vous contenterez-vous de savoir que le poumon, les bronches ou la plèvre ont subi telle altération dans leur texture anatomique? Mais vous ne pourrez vous expliquer le mécanisme des symptômes offerts à votre observation si vous ignorez quelle liaison existe entre les fonctions des organes et les modifications de leurs propriétés physiques déterminées par les maladies. On vient tout récemment de créer une nouvelle chaire d'anatomie pathologique à la faculté de médecine; je suis le premier à applaudir à l'établissement de cet enseignement spécial qui peut fournir aux élèves d'abondants matériaux d'instruction. Mais je crois que le devoir du professeur ne devrait pas se borner à décrire les lésions matérielles des tissus; il devrait s'attacher particulièrement à étudier leurs propriétés physiques à l'état normal, afin de mieux faire ressortir les troubles fonctionnels occasionnés par les altérations de texture.

Toutes les matières végétales ou animales sont susceptibles de se transformer en vapeurs; sous l'influence de la fermentation septique, leurs éléments se décomposent et se dissocient; leurs molécules se répandent dans l'atmosphère à laquelle elles communiquent les propriétés les plus délétères. N'est-ce pas au dégagement de ces miasmes putréfiés que les célèbres Marais-Pontins doivent leur insalubrité? L'air qui a pénétré dans nos poumons s'est chargé de particules animales qui le rendent moins apte à accomplir les modifications importantes qu'il exerce sur le sang veineux; aussi l'entassement d'un grand nombre d'individus dans un endroit clos et peu spacieux est-il une condition très défavorable pour la santé. Le fameux typhus des prisons reconnaît pour cause principale cette accumulation d'une masse d'hommes dans une enceinte insalubre de sa nature, et où l'air ne peut être que très difficilement renouvelé. Vous concevez maintenant comment agissent ces fumigations auxquelles on a recours pour l'assainissement de certaines localités.

DE LA VISCOSITÉ DU SANG.

Il est une autre conséquence, beaucoup plus matérielle et non moins importante, de cette porosité; c'est sur elle que je me propose de fixer un instant votre attention. Telle est en effet la ténuité des orifices qui livrent passage aux matériaux de la nutrition que ceux-ci ne peuvent pénétrer dans nos parenchymes qu'à la condition qu'ils soient extrêmement divisés. Pour qu'un liquide ingéré dans l'estomac passe dans le torrent de la circulation, il faut qu'il subisse une élaboration particulière de la part du viscère avant qu'il puisse traverser les porosités de la muqueuse gastrique. Ainsi l'albumine, à cause de sa viscosité, ne se comporte pas comme l'eau : il faudra qu'elle éprouve par l'acte de la digestion une transformation qui aura pour résultat de la réduire en particules assez déliées pour permettre son introduction dans les vaisseaux lactés. Ce que je dis de l'albumine, je le dirais également d'une solution gommeuse, de l'huile ordinaire, d'une liqueur plus visqueuse encore. Ainsi il résulte de là qu'un des avantages de cette perméabilité aux liquides est de ne laisser pénétrer dans l'économie que des substances dont la ténuité leur permet de circuler librement dans les vaisseaux capillaires.

Si donc vous venez à introduire dans le sang des liqueurs trop visqueuses, ou dont les particules trop volumineuses ne sont plus en rapport avec le diamètre des petits canaux qu'elles doivent parcourir, vous déterminerez inévitablement la mort. C'est là une conséquence mécanique et rigoureuse des faits qui vous sont déjà connus. Et remarquez que la substance la plus innocente de sa nature peut amener ces résultats désastreux, par l'obstacle physique qu'elle apportera à la circulation pulmonaire; le sang stagnera dans ses vaisseaux, et l'asphyxie en sera l'effet immédiat. L'étude de ces phénomènes n'est pas seulement intéressante comme objet scientifique; maintenant qu'on ne craint pas de faire usage, dans le traitement des maladies, des moyens les plus énergiques, il est important de bien connaître les conditions physiques des liquides qui circulent dans nos organes. Il fut un temps, vous le savez, où on eut recours aux transfusions; c'est-à-dire qu'on injectait du sang d'un homme dans les veines d'un autre homme. Dernièrement encore on vient en Italie de traiter une maladie grave par des injections d'une solution d'émétique dans le système veineux. Vous sentez quelles précautions exigent des expériences aussi délicates. Si, par exemple, un praticien s'avisait d'injecter dans les veines d'un malade une solution gommeuse, ou un mucilage quelconque, dans le but d'adoucir et de calmer un appareil fébrile intense, il déterminerait immédiatement la mort par suite de l'obstruction des vaisseaux capillaires.

Quand on veut ainsi faire pénétrer directement des substances dans le sang, il faut bien connaître leur action chimique sur ce liquide. Ainsi vous vous garderez bien d'injecter dans les veines du sublimé, ou un acide même innocent de sa nature; car l'albumine du sang serait coagulé et les vaisseaux pulmonaires oblitérés immédiatement. Le mercure lui-même ne peut être utile dans l'économie qu'à la condition qu'il pénétrera par la voie de la porosité; aussi quand sur un animal on injecte cette substance dans les veines, la mort arrive par suite de l'arrêt de la circulation, et à l'autopsie on trouve un globule mercuriel oblitérant chaque petit vaisseau capillaire du poumon. Pourquoi pouvez-vous impunément l'administrer en frictions ou par l'estomac? Parce que dans ces cas il se réduit en particules assez déliées pour pénétrer à travers les porosités de l'épiderme et de la muqueuse intestinale? On observe même un phénomène assez curieux dans ces cas ou l'on injecte du mercure dans les veines d'un animal vivant en effet, le poumon paraît farci d'un nombre prodigieux de tubercules, et quand on les examine avec plus d'attention, on voit que chaque globule pruriforme renferme à son centre un globule métallique. C'est donc par le dépôt de l'albumine du sang coagulé autour de ce petit corps étranger que se forment des concrétions multiples. Ne serait-il pas possible que ce fût un mécanisme semblable qui déterminât chez l'homme la tuberculisation de l'organe pulmonaire ?

Quand on donne aux animaux une alimentation trop azotée, les accidents qu'on voit se développer chez eux peuvent s'expliquer en partie par l'épaississement et la viscosité trop grande du sang. Vous entendrez fréquemment cette expression vulgaire : *Tel individu est incommodé parce qu'il a le sang trop épais.* Eh bien ! une saine physiologie ne repousse pas dans tous les cas une semblable explication. Je suis assez porté à supposer que dans ces maladies dites *charbonneuses*, les abcès qui se développent dépendent en partie de l'obstruction des vaisseaux par suite d'une trop forte viscosité du sang.

Nous allons maintenant faire quelques expériences afin de compléter l'étude de ces questions importantes.

J'injecte dans la veine jugulaire de ce chien un demi-gros à peu près d'huile d'olive ; examinons ce qui va survenir. L'animal commence à éprouver de l'embarras dans la respiration; sa poitrine se dilate péniblement; il multiplie ses mouvements inspiratoires afin de rendre plus facile le passage du sang à travers les capillaires du poumon. Toutefois sa vie ne paraît point encore compromise. Je vais injecter de nouveau une quantité à peu près égale d'huile. Vous voyez avec quelle rapidité les accidents les plus graves éclatent; l'animal s'agite et se débat; il est renversé sur le côté, la suffocation paraît imminente. Il est mort. Et pourtant l'huile par elle-même est une substance des plus innocentes; chaque jour vous prescrivez des médicaments dissouts dans ce liquide. Aussi remarquez que ces propriétés ne sont si différentes qu'à cause du mode par lequel vous le faites pénétrer dans l'économie. Introduite dans l'estomac, elle est soumise à un travail spécial avant de passer dans la circulation : portée en masse dans le sang, sa viscosité n'est plus en rapport avec le diamètre des capillaires dont elle détermine l'obstruction.

Ouvrons le thorax de l'animal. Le poumon offre toutes les traces de la pneumonie récente, il a perdu sa crépitation, ne s'affaisse pas sur lui-même, et offre une densité et une consistance remarquables. En incisant son parenchyme, vous voyez ruisseler sous le scalpel une sérosité mousseuse et rougeâtre. Le sang est manifestement plus visqueux qu'à l'état normal. Les cellules pulmonaires sont gorgées d'un liquide épais au milieu duquel vous pouvez encore reconnaître la présence de l'huile.

Les membranes muqueuses de l'animal sont pâles et décolorées. L'artère crurale que je viens d'ouvrir ne contient qu'un sang noirâtre qui semble s'être imbibé dans les parois du vaisseau.

Cette modification dans la coloration du sang artériel est un phénomène que vous vous expliquez facilement par l'obstacle apporté dans la circulation pulmonaire. Mais il est des circonstances où l'on peut également l'observer, bien que le poumon soit dans ses conditions physiologiques, et que ses vaisseaux capillaires soient librement parcourus par des courants sanguins. J'ai eu plusieurs fois l'occasion d'observer à l'hôpital le fait suivant. Dans les apoplexies plus ou moins rapides qui ont déterminé une forte compression des lobes cérébraux, le sang artériel n'a plus sa couleur normale. Au lieu d'être spumeux et rutilant, il est terne et noirâtre. Il y a peu de jours encore, je fis ouvrir à l'Hôtel-Dieu l'artère temporale d'une femme qui venait d'être frappée d'une apoplexie grave, et les personnes qui suivent la visite remarquèrent comme moi la singulière coloration du sang qui s'échappait. Je ne m'explique pas le mécanisme de ce phénomène, car le poumon étant l'organe où s'opère, par le contact de l'air, cette grande modification du fluide circulatoire, comment se rendre compte du rôle joué par le système nerveux? Quoi qu'il en soit, je regarde cette altération de couleur dans le sang de l'homme, comme un symptôme des plus alarmants; et j'ai toujours vu succomber les individus chez lesquels je l'avais constatée.

Ce n'est pas seulement l'introduction dans le sang des principes étrangers augmentant sa viscosité qui déterminera les accidents que nous venons de produire sur l'animal vivant. D'autres causes pourront amener les mêmes résultats. Ainsi, qu'une transpiration trop abondante vienne tout d'un coup à soustraire une notable quantité de la sérosité du sang, ce liquide ne sera plus assez fluide pour circuler facilement dans les vaisseaux capillaires. De même aussi le sang d'un animal à globules volumineux ne pourrait convenir à un autre animal dont les globules sont plus petits. Si par exemple vous veniez à injecter dans les veines d'un homme du sang d'un reptile, le défaut de rapport entre le diamètre des capillaires et les liquides qui doivent les parcourir, aurait pour conséquence inévitable des accidents promptement mortels.

Ces questions, sous quelque point de vue qu'on les envisage, sont trop graves pour que nous n'entrions pas à leur sujet dans de plus amples développements. Dans notre prochaine réunion, nous passerons encore en revue les principales modifications qu'impriment à nos fonctions organiques ces altérations dans la composition chimique du sang. Quelles immenses ressources une étude approfondie de ces phénoménes fournirait au médecin jaloux de prendre pour guide une saine théorie plutôt qu'un aveugle et honteux empirisme!

QUINZIÈME LEÇON.

MESSIEURS,

Tout être vivant exhale et absorbe sans cesse de nouveaux matériaux, et c'est ce double mouvement au sein de nos tissus qui établit une limite tranchée entre les corps inertes et les corps organisés. On ne peut concevoir que la vie puisse subsister sans cet échange continuel d'éléments de nutrition et de décompositions. Aussi vous savez déjà quel rôle immense le sang, ce fluide destiné à porter dans nos organes les materiaux réparateurs, joue dans la production des phénomènes morbides ou physiologiques, suivant qu'il est plus ou moins modifié dans ses propriétés physiques. Sa viscosité est-elle augmentée, le parenchyme du poumon devient imperméable par suite de l'obstruction des vaisseaux capillaires. Ce que nous avons produit artificiellement sur l'animal vivant, n'avons-nous pas chaque jour l'occasion de l'observer sur l'homme lui-même? seulement, au lieu d'un engorgement subit du parenchyme pulmonaire, les symptômes se développent plus lentement, et ce n'est que par degrés qu'ils acquièrent toute leur intensité. Les résultats sont analogues, la marche seule des phénomènes morbides est différente. A mesure que les recherches physiologiques positives seront plus répandues dans le domaine de la science, les esprits s'accoutumeront à envisager sous leur véritable point de vue ces questions fondamentales.

Combien de médications diverses ont été proposées contre ces maladies meurtrières que l'on désigne maintenant sous le nom de fièvres typhoïdes? On a pour ainsi dire épuisé contre elles toutes les ressources thérapeutiques. Tel moyen qui avait été vanté comme une sorte de spécifique a été rejeté ensuite comme nuisible ou insignifiant. Aussi pour tout esprit qui est de bonne foi et qui ne se laisse point influencer par des idées préconçues, il est bien démontré aujourd'hui que la nature intime de ces maladies nous échappe complètement. Sans doute les efforts que l'on a faits jusqu'à présent pour soulever le voile qui les dérobe à nos explications sont louables, bien qu'ils aient été infructueux; mais croyez-vous qu'on ait suivi une bonne direction ? En présence de ces nombreuses pétéchies, de ces engouements pulmonaires, de ces rougeurs intestinales, en un mot de ces épanchements multiples au sein des parenchymes, n'est-on pas porté à supposer que le sang lui-même est profondément altéré ? Ce n'est encore là, il est vrai, qu'une simple hypothèse, mais elle me semble plus satisfaisante pour l'interprétation des symptômes que toutes les théories proposées jusqu'à ce jour.

Dans le traîtement des diverses maladies auxquelles l'homme est exposé, il est un procédé fort ancien, tour à tour exalté ou proscrit avec enthousiasme par des esprits exclusifs; je veux parler des émissions sanguines. Sans doute ce moyen peut être quelquefois utile, témoin l'expérience de plusieurs siècles qui témoigne en sa faveur. Mais n'envisageons ici son action que sous le point de vue physiologique. Et bien! on voit dans l'emploi de cette médication une cause qui modifie directement et matériellement la composition du sang. Multipliez les saignées sur un animal à des intervalles rapprochés, vous remarquez que l'élément fibrineux diminue de plus en plus, à tel point que le sang extrait le dernier de la veine n'est presqu'exclusivement composé que de sérosité. Croyez-vous qu'il ne se passe point chez l'homme quelque chose d'analogue? S'il est des cas où je regarde les évacuations sanguines comme un moyen utile et indiqué, je ne puis trop m'élever contre ceux qui érigeraient en principe leur administration exclusive dans le traitement de toutes les maladies. Qui ne prévoit les conséquences désastreuses qui résulteraient de l'abus d'une semblable médication? J'ai été la semaine dernière témoin d'un événement déplorable qui a produit sur mon esprit la plus vive impression.

On me fit appeler en consultation pour un jeune homme dans la vigueur de l'âge, d'une constitution robuste, et qui avait joui jusqu'alors de toute la plénitude de ses fonctions organiques. Se trouvant à la campagne peu de jours auparavant, il avait été pris d'une fièvre intermittente tierce. Le médecin que l'on fit venir le premier, crut devoir prescrire une saignée; l'accès ne diminuant pas, une seconde saignée fut pratiquée; enfin le délire ayant apparu, on eut recours à une troisième saignée. C'est à cette époque que je vis le malade. A cause de la prostration extrême de ses forces et de l'épuisement où il était jeté, je n'hésitai pas à conseiller l'administration du sulfate de quinine, et je dis au médecin que je pensais qu'il fallait s'abstenir d'ouvrir de nouveau la veine. Celui-ci sembla se ranger à mon avis. Mais ayant trouvé le soir le pouls du malade très-développé, il fit encore une saignée, et les symptômes s'étant aggravés la nuit, il ne craignit point le lendemain de pratiquer une cinquième saignée. Je ne fus pas peu surpris d'apprendre de la famille ce qui s'était passé en mon absence. Le malade était dans un état déplorable; la pâleur de la mort était répandue sur son visage naturellement vermeil, sa respiration bruyante et gênée annonçait une grave lésion de l'organe pulmonaire, et bientôt en effet il succomba à une douloureuse agonie.

Je vis le sang de la dernière saignée; il contenait au moins les 4/5 de sérosité, et le caillot mou et diffluent se laissait facilement écraser sous le doigt.

Nous fîmes l'autopsie. Eh bien! tous les principaux viscères nous parurent sains, le poumon seul nous offrit les traces d'un engouement des plus tranchés, engouement offrant une analogie frappante avec celui que nous déterminons chez les animaux dont nous appauvrissons le sang. N'est-il pas naturel de présumer que c'est l'abus des saignées répétées qui, dans ce cas, a produit ces lésions du parenchyme pulmonaire?

Si, à la suite de certaines maladies aiguës, vous voyez si fréquemment survenir des inflammations du poumon et de la plèvre, ne sont-elles pas souvent le résultat mécanique des évacuations sanguines trop multipliées? Observez ce qui se passe dans le rhumatisme. Je sais qu'on peut quelquefois, par la saignée, abréger la durée de la maladie, mais il survient dans la suite l'infiltration œdémateuse des membres, de la raideur dans les articulations, et souvent la convalescence est enrayée par l'invasion subite de pneumonies ou de pleurésies. Jamais dans mon service je n'ai recours aux émissions sanguines pour combattre le rhumatisme, jamais aussi je n'ai vu apparaître de ces phlegmasies intercurrentes. Il est beaucoup de praticiens, je le sais, qui repousseront une semblable explication; ils trouveront beaucoup plus commode de dire, les uns que c'est le *vice*, d'autres l'*humeur*, d'autres enfin le *principe* rhumatismal qui vient se fixer sur le poumon, la plèvre ou le cœur. Sans nier formellement l'intervention de ces agents mystérieux, dont l'existence est au moins contestable, je pense qu'il reste encore à faire d'importantes recherches pour bien éclaircir ces graves questions. Nous ignorons les rapports de proportion du sérum et de la fibrine du sang dans ces maladies; aussi qui sait le rôle que des modifications apportées dans les éléments de ce liquide peuvent jouer pour la production de ce nombreux cortège de symptômes? Et d'ailleurs, il n'est aucun de vous qui ne soit frappé de l'analogie qui existe entre ces phénomènes morbides et les résultats que nous obtenons sur l'animal vivant en appauvrissant son sang. Je ne prétends ici blâmer personne; car toute opinion est respectable quand elle est basée sur des recherches consciencieuses. Mais; quant à ma pratique particulière, jamais je n'emploie la lancette ni les sangsues dans le rhumatisme articulaire aigu; et jamais, je me plais à vous le répéter, je n'ai vu survenir de ces maladies consécutives si fréquentes dans d'autres services.

J'ai dit, dans la séance dernière, que souvent la pneumonie avait des causes beaucoup plus éloignées que celles qu'on lui attribuait quelquefois; mais je suis loin néanmoins de nier l'influence exercée par les variations brusques de température. Bien plus, de tous les agents physiques capables de favoriser le développement de cette maladie, l'impression subite du froid me semble devoir occuper le premier rang. M. Poiseuille a fait à ce sujet des expériences fort curieuses. Il a vu qu'il existe un rapport constant entre la circulation capillaire et le degré de température des courants sanguins. Ainsi, par exemple, si par l'application de la glace vous soumettez à un refroidissement notable une partie quelconque du corps d'un animal vivant, vous ne tardez pas à voir la circulation se ralentir ou même s'arrêter dans les vaisseaux capillaires. Il a de plus noté une particularité fort intéressante : c'est que, dans ces cas, le sang a beaucoup de tendance à s'extravaser dans les tissus, et alors se développent ces phénomènes que l'on est convenu d'appeler inflammation, et qui le plus souvent ne sont qu'une conséquence de l'obstruction des vaisseaux capillaires. Ainsi j'admets volontiers que la pneumonie puisse résulter de l'impression brusque du froid, surtout lorsque la circulation est excitée. Mais dans une foule de circonstances on voit se développer cette maladie chez des individus qui n'ont point été exposés à ces variations de température, et même qui semblaient placés dans les conditions hygiéniques les plus favorables. Je ne vous en citerai qu'un exemple : l'un de nos savants les plus célèbres fut attaqué, il y a quelque temps, de plusieurs pneumonies successives, qui furent combattues par de larges saignées ; je fus appelé près de lui, et je constatai que le poumon était encore le siége d'un engorgement inflammatoire des plus intenses, malgré les abondantes émissions sanguines auxquelles on avait eu recours. Et qu'on ne dise pas que le froid dans cette circonstance pouvait avoir quelqu'influence sur ces nombreuses récidives ; le malade savait trop combien il lui importait d'éloigner le moindre courant d'air, le plus léger abaissement ou accroissement de température. Les amis qui l'entouraient, savants eux-mêmes, avaient apporté un soin spécial, et je dirais presque une sorte de luxe, à réunir autour de lui les conditions physiques les plus convenables. N'est-il pas plutôt naturel de supposer que cette ténacité des phénomènes morbides se liait à une altération de sang produite par les saignées multipliées ? Cette explication me paraît plus plausible et plus en harmonie avec les résultats que nous obtenons chaque jour par la voie expérimentale.

Le genre d'alimentation exerce une influence incontestable sur la composition du sang, et il peut par suite, en augmentant sa viscosité, amener ces obstructions et ces congestions capillaires. Ce sont là des questions dignes d'arrêter l'attention des physiologistes. Nul doute qu'un régime trop nutritif ne surcharge l'économie de matériaux réparateurs, et ne rende le sang *trop épais*. Cette dernière expression va peut-être vous choquer comme étant triviale et vulgaire; mais ce n'est pas sans intention que je l'emploie; car elle traduit fidèlement ma pensée. En effet, il est rare qu'il n'y ait pas quelque chose de vrai dans ces dictons populaires; presque toujours ils ne sont que l'interprétation de faits positifs et bien constatés. Ainsi qu'une femme ait ses règles et que son linge présente des taches d'un noir foncé à leur centre, tandis que leur circonférence est entourée d'un cercle blanchâtre, n'est-il pas évident qu'ici le sang est altéré dans sa composition? Faites une saignée; si le liquide qui s'échappe de la veine est épais et comme charbonné, croyez-vous qu'il ait les conditions nécessaires pour réparer convenablement les pertes de l'économie?

Ce serait une grave omission de la part d'un médecin de négliger dans les maladies d'examiner les proportions de sérum et de fibrine renfermées dans le sang. Il serait à désirer qu'on pût mesurer sa viscocité comme on mesure la densité de certaines liqueurs; car nous n'avons jusqu'ici, à cet égard, que des évaluations approximatives.

Au reste, c'est par cette augmentation dans la viscosité du sang qu'on peut se rendre compte d'une foule de phénomènes qui sans cela échapperaient à toute espèce d'explication.

M. le professeur Dupuy, qui me fait l'honneur

d'assister à mes leçons, a fait l'expérience suivante : il a injecté dans les veines d'un cheval la suspension aqueuse de la matière cérébrale fraîche et non putréfiée, et il a vu l'animal périr immédiatement. Sans doute ce résultat est fort curieux. Ce serait même un beau champ à exploiter pour un esprit ami du merveilleux. Que de jolies hypothèses pourrait créer une imagination ardente et enthousiaste afin d'expliquer cette action délétère exercée par la pulpe nerveuse morte sur la pulpe nerveuse vivante! Mais M. le professeur Dupuy, au lieu de faire intervenir dans ces recherches rien de mystérieux, a fort bien vu que les accidens qui survenaient alors n'étaient qu'une conséquence mécanique d'une augmentation de la viscosité du sang. En effet, les particules insolubles de la substance nerveuse sont trop volumineuses pour pouvoir circuler dans les vaisseaux capillaires. Aussi trouve-t-on les poumons gorgés de sang et leur parenchyme rempli de pétéchies par suite de l'obstruction des canaux sanguins. Or, ce sont bien là des phénomènes de simple porosité, de simple imbibition; car, en ouvrant l'animal immédiatement après sa mort, M. Dupuy a vu se former sous ses yeux ces infiltrations de sang dans le tissu pulmonaire. Il ne peut y avoir ici aucun doute. En effet, c'est en vain que dans ces cas de pneumonie artificielle vous chercheriez à faire pénétrer une injection dans les vaisseaux de l'organe devenus imperméables. Leur cavité, oblitérée par la présence de globules qui ne sont plus en rapport avec la ténuité de leur diamètre, offre un obstacle insurmontable au passage du liquide. Aussi le système artériel est-il presque vide, tandis que le système veineux est gorgé outre mesure d'un sang noirâtre.

Lors donc que vous avez à traiter une pneumonie, la première indication à remplir est de désobstruer les vaisseaux pulmonaires. Aurez-vous recours à la saignée? Oui, dans ces cas graves où le parenchyme de l'organe est le siége d'une forte congestion, et où la suffocation pourrait être à redouter. En effet vous diminuez ainsi la viscosité du sang, et par conséquent vous le mettez dans des conditions plus favorables pour qu'il puisse circuler librement. Mais vous vous garderiez bien de prodiguer ces émissions sanguines et de regarder la lancette comme un moyen toujours héroïque; car outre l'épuisement dans lequel vous jetteriez votre malade, vous ne tarderiez point à voir se développer les accidents les plus graves et les plus alarmants.

Ainsi donc toute substance capable de modifier les propriétés physiques du sang peut, quand elle vient à passer dans le torrent circulatoire, déterminer mécaniquement la mort. Injectez dans les veines d'un animal un acide minéral étendu, quelles en seront les conséquences? La théorie vous l'indique avant même que l'expérience n'ait prononcé. L'albumine du sang coagulé dans les vaisseaux les oblitérera, la circulation sera suspendue et les organes ne recevant plus le fluide vivifiant, la mort arrivera tout d'abord. Il en est de même du sublimé dont on a fait un si déplorable abus dans le traitement des affections syphilitiques; administré à trop fort dose, il détermine tous les symptômes de l'empoisonnement, et l'on trouve, à l'ouverture des individus qui succombent, les vaisseaux oblitérés par l'albumine du sang coagulée.

Je vais maintenant injecter dans la veine jugulaire de ce chien deux onces environ de l'émulsion cérébrale sur laquelle M. le professeur Dupuy a déjà expérimenté. A peine elle a été introduite dans le torrent circulatoire, que ses effets se font ressentir. L'animal, vous l'avez vu, est tombé sur le côté; sa respiration s'accélère, il est en proie à une agitation convulsive, il pousse des cris plaintifs. Déjà il a cessé de vivre. Comment la présence dans le sang d'une petite quantité de substance nerveuse a-t-elle pu déterminer des accidents aussi terribles et aussi instantanés? Ouvrons l'animal, les lésions cadavériques nous dévoileront le mécanisme de cet appareil de symptômes. J'incise l'artère crurale: le sang renfermé dans ce vaisseau est spumeux et écarlate; car telle a été la rapidité de la mort, que la circulation a été brusquement suspendue, et que le système artériel n'a point pour ainsi dire eu le temps de se vider. Le poumon nous offre les mêmes altérations que nous avons déjà constatées dans ces cas d'obstruction des vaisseaux capillaires, ainsi son parenchyme est vide d'air, et quand on l'incise, on voit ruisseler sous le scalpel un sang noir et visqueux.

Voici un autre chien dans les veines duquel j'injecte la moitié d'une petite seringue remplie de sirop de dextrine. Cette substance, vous pouvez déjà le constater, n'agit pas aussi promptement que la précédente; car déjà quelques minutes se sont écoulées depuis qu'elle a pénétré dans la circulation. Or la théorie pouvait nous faire soupçonner d'avance ces résultats : en effet, le sirop de dextrine, malgré sa viscosité, est soluble dans l'eau, et l'on conçoit qu'il puisse facilement se dissoudre dans le sérum du sang. Cependant l'animal paraît inquiet, et quand j'applique l'oreille sur ses parois thorachiques, je n'entends que faiblement le murmure vésiculaire. Les mouvements respiratoires sont évidemment accélérés : et remarquez, je vous prie, comment ils s'effectuent. Les côtes se dilatent; mais, comme le poumon ne peut suivre leur dilatation parce que l'air ne pénètre que difficilement dans son parenchyme, c'est le diaphragme qui remonte au lieu de s'abaisser.

Enfin nous allons terminer cette série d'expériences en injectant un gros d'une solution concentrée de sublimé dans la jugulaire d'un autre chien. Vous n'observez pas non plus des accidents aussi promptement mortels; en effet, il faut un certain temps à cette préparation mercurielle pour coaguler l'albumine du sang. Au milieu de ces nombreux symptômes que nous avons constatés dans nos diverses expériences, il en est un surtout sur lequel je désire fixer votre attention, je veux parler de ces efforts multipliés de vomissement qu'exécute l'animal. Je crois être le premier qui ai constaté ce singulier phénomène. N'est-ce pas en effet une chose bien remarquable qu'une substance qui, introduite dans l'estomac, provoque le vomissement, détermine des effets analogues quand elle est portée directement dans le torrent circulatoire? Du reste, l'animal soumis à notre expérience ne va pas tarder à succomber aux accidents produits par la présence du sublimé dans les courants sanguins. Nous vons rendrons compte dans la prochaine séance des lésions que l'examen anatomique de ses principaux organes nous permettra de constater.

Arrêtons-nous pour aujourd'hui, et terminons par cette réflexion d'une haute importance pratique.

Tout médecin clinique qui n'a point constamment présent à la pensée l'immense influence qu'exercent sur les fonctions organiques les qualités physiques et chimiqnes du sang, et qui bien loin de là, n'en tient aucun compte, quel que soit d'ailleurs son savoir, son talent, son zèle, s'efforce en vain de faire marcher la science; ses travaux sont frappés de stérilité, ou du moins ils restent à son insu dans le domaine de l'empirisme.

SEIZIÈME LEÇON.

MESSIEURS,

Nous avons consacré la séance dernière à vous montrer l'influence exercée sur la circulation capillaire par les modifications que peut éprouver le sang dans sa viscosité. Ces résultats sont constants, et je ne pense pas qu'il puisse rester dans vos esprits le moindre doute sur le mécanisme de leur production. Si j'avais eu à ma disposition les instruments nécessaires, vous auriez pu suivre des yeux les différentes phases de l'expérience. C'est ainsi qu'en mettant à nu une artère mésentérique d'une grenouille, et en injectant dans sa cavité une liqueur visqueuse, on voit par l'inspection microscopique cette liqueur s'arrêter dans le vaisseau, un engorgement sanguin s'y former, et tous les phénomènes de l'obstructiou se développer d'une manière consécutive.

Vous vous rappelez le chien dans les veines duquel nous avions injecté une solution concentrée de sublimé. L'animal, ainsi que je l'avais prévu, a succombé dans le courant de la journée. Nous allons probablement retrouver les mêmes altérations cadavériques que nous avons déjà eu l'occasion de vous signaler précédemment.

Les poumons ne forment qu'un tissu dense et compacte; ils ont perdu une partie de leur élasticité, ils sont gorgés d'un sang noirâtre. Les cavités droites du cœur sont distendues par des caillots fibrineux; leur membrane interne est fortement colorée en noir. Quant aux cavités gauches, elles sont affaissées sur elles-mêmes et à peu près vides.

Quelles altérations devons-nous rencontrer dans le canal intestinal? Vous savez que chez les individus qui ont succombé à l'empoisonnement par le sublimé corrosif, on trouve de larges plaques d'un rouge livide disséminées dans toute la longueur du tube digestif. Elles sont produites par l'extravasion du sang dans le tissu cellulaire sous-muqueux par suite de l'obstruction des vaisseaux qui rampent dans l'épaisseur des parois de l'intestin. Cependant nous ne trouvons point ici d'altération bien appréciable, la face interne du conduit digestif conserve à peu près sa couleur rosée ordinaire. A quoi cela peut-il tenir? A ce que l'animal était en train de digérer quand nous avons fait notre expérience; or la présence de la matière chymeuse a garanti en partie l'intestin de l'action de la substance vénéneuse. L'estomac seulement est un peu plus rouge que dans l'état normal, et sa membrane interne est notablement ramollie par suite de l'action chimique du suc gastrique. Cette dernière substance en effet dissout les parois de l'estomac après la mort, de la même manière que pendant la vie, elle dissout les substances alimentaires. C'est Hunter qui le premier a appelé l'attention des physiologistes sur ce ramollissement cadavérique qui peut aller jusqu'à la perforation, et dernièrement M. Carswell a publié un mémoire fort intéressant sur ce même sujet.

Je vais revenir aujourd'hui sur cette injection de matière cérébrale que nous avons faite dans notre dernière réunion. Telle est en effet la rapidité avec laquelle l'animal a succombé, que j'ai pensé qu'outre l'action physique déterminant l'oblitération des vaisseaux sanguins, il ne serait pas impossible que cette substance eût en outre des propriétés délétères. Ceci n'est qu'un soupçon que nous pouvons du reste facilement éclaircir. Voici quelle est la marche que je compte suivre pour arriver à un résultat positif.

Pour s'assurer qu'une substance est nuisible autrement que par sa viscosité, il faut, avant de la faire pénétrer dans l'économie, la réduire en particules tellement déliées qu'elles puissent circuler librement dans les vaisseaux les plus ténus. Or il existe en nous des appareils chargés de cette espèce de *tamisation*. Vous pouvez introduire impunément dans votre estomac des liqueurs huileuses parce que, avant de passer dans le système chyleux, elles sont soumises à une élaboration particulière qui les divise et subdivise à l'infini. Qu'est-ce qu'un ganglion lymphatique? Ce n'est que l'entrelacement d'une multitude de petits vaisseaux, dont le diamètre est tellement étroit qu'il ne peut recevoir que des globules extrêmement petits. Mais il est un système veineux spécial qui nous offre les conditions les plus favorables pour notre expérience; je veux parler de la veine porte. En effet, le sang qui circule dans ce vaisseau ne peut arriver dans les cavités droites du cœur qu'à la condition qu'il aura préalablement traversé le parenchyme du foie, organe éminemment propre à tamiser les substances déversées dans son tissu. Je crois inutile de vous rappeler la disposition du système veineux abdominal. Les boissons et autres matériaux nutritifs absorbés à la surface de l'intestin sont charriés par des vaisseaux qui ne tardent pas à se réunir en un tronc commun, le tronc de la veine porte; ce tronc lui-même se divise et se subdivise en pénétrant dans le foie, enfin de la réunion de ses ramifications capillaires dans le parenchyme de cette glande résultent les veines sushépatiques qui s'ouvrent directement dans la veine cave inférieure. Si donc on injecte dans une branche de la veine porte une substance délétère seulement par sa viscosité, il ne devra point en résulter d'accidents notables; en effet, cette substance, avant d'arriver au poumon, aura été suffisamment divisée dans les vaisseaux capillaires du foie. Si au contraire elle est vénéneuse de sa propre nature, si son action est physiologique et non plus mécanique, vous devrez voir se manifester tous les symptômes de l'empoisonnement aussitôt qu'elle aura passé dans le torrent de la circulation. Faisons maintenant l'expérience sur un chien.

Je mets à nu une anse instestinale, et j'introduis dans une des branches de la veine porte la canule d'une seringue d'Anel, remplie de la même émulsion cérébrale dont nous nous sommes servis dans la dernière séance. Je pousse maintenant l'injection. Il faut avoir soin d'appliquer une ligature au-dessus de l'ouverture faite au vaisseau, afin de prévenir la sortie de la liqueur, et son épanchement dans la cavité abdominale. Je réduis maintenant l'intestin.

Vous voyez déjà que la substance n'est point délétère de sa nature; car l'animal ne paraît rien éprouver encore, bien qu'elle soit déjà passée dans la circulation. Ainsi les scrupules que j'avais sur l'explication mécanique que je vous avais donnée du phénomène ne sont point fondés. Il est donc bien plus probable que l'émulsion cérébrale injectée dans la veine jugulaire n'agit qu'en déterminant l'obstruction des vaisseaux capillaires du poumon. Voilà une première preuve.

Maintenant je voudrais poursuivre cette expérience, et voir ce qui arriverait en injectant cette substance directement vers le cerveau. Vous savez, en effet, combién sont rapides les symptômes d'empoisonnement que développe un agent vénéneux par son contact avec la pulpe nerveuse. Si donc nous n'avons que des effets produits par l'obstruction des vaisseaux capillaires et du cerveau, il sera bien évident pour nous que l'émulsion cérébrale est fort innocente de sa nature, et qu'elle n'agit que comme obstacle mécanique à la circulation. Le même chien va nous servir à cette seconde expérience.

Je mets à découvert l'artère carotide, et je l'embrasse dans une anse de fil. Vous avez pu remarquer avec quelle facilité nous sommes arrivés sur le vaisseau, puisqu'un seul coup de bistouri nous a suffi. Mais outre l'habitude que vingt années d'expérience ont pu nous donner dans ce genre d'opération, je vous ferai remarquer à cette occasion, que les chiens sont dans des conditions très-favorables pour la ligature de la carotide primitive. Il n'y a chez eux qu'un vestige de veine jugulaire interne; aussi, vous ne voyez accollée à l'artère qu'une petite veinule, dont la lésion ne pourrait être suivie d'une hémorrhagie grave. La veine jugulaire externe, au contraire, est très volumineuse; mais sa position superficielle fait qu'on peut aisément l'éviter. Chez l'homme, il n'en est pas de même. La veine jugulaire interne, beaucoup plus volumineuse que la carotide, à laquelle elle est intimement accollée, se gonfle incessamment sous l'influence des mouvements respiratoires, et elle se précipite au-devant de l'instrument. Aussi l'opérateur est-il obligé de procéder avec beaucoup de circonspection, de peur de l'intéresser; car sa lésion amènerait une hémorragie probablement mortelle. Il est prudent de se servir, pour isoler l'artère, du doigt ou d'instruments mousses. Il faut prendre garde aussi de blesser le nerf pneumo-gastrique, situé entre l'artère et la veine, sur un plan postérieur, et placé dans la même gaine celluleuse que ces deux vaisseaux.

Je pousse maintenant l'injection. A peine la liqueur est parvenue au cerveau, que vous voyez l'animal se débattre violemment; il paraît en proie à une anxiété extrême; il se roule sur lui-même, en inclinant fortement la tête du côté où le liquide a été injecté. Et, chose assez remarquable, l'œil du même côté est convulsé en haut; il est aussi agité d'un tremblement particulier, qui donne à la figure de l'animal une expression singulière.

Ces symptômes me paraissent appartenir plutôt à une obstruction mécanique des vaisseaux capillaires du cerveau, qu'à un empoisonnement véritable; ce qui, du reste, est parfaitement d'accord avec les résultats que nous avons obtenus précédemment.

Nous allons faire une dernière expérience sur du charbon animal, tamisé et porphyrisé. Cette substance a été réduite en globules, d'une ténuité telle, que je ne serais pas surpris qu'ils fussent moins volumineux que ceux du sang. On est obligé de se servir d'eau légèrement gommeuse pour tenir en suspension cette poussière charbonneuse; car si on faisait usage d'eau commune, elle se précipiterait aussitôt au fond du vase. Je mets à nu la veine jugulaire. Comme cet animal nous avait déjà servi il y a quelque temps pour une autre expérience, vous voyez que le vaisseau est oblitéré au-dessus du point où existe sa première valvule, et il ne reste, par conséquent, de perméable que la portion dans laquelle le sang pouvait refluer pendant la respiration. J'injecte plein ma seringue de la liqueur. Laissons s'écouler quelques instants, afin que la substance ait le temps d'agir. Eh bien! l'animal paraît assez tranquille; seulement, ses mouvements inspiratoires sont un peu accélérés. J'injecte une nouvelle seringue. Oh! ici les accidents les plus graves éclatent; l'animal s'agite et pousse des cris. Il a déjà succombé. Je suis néanmoins porté à supposer que la mort, dans ce cas, a plutôt été déterminée par la quantité du liquide injecté, que par la nature même de ce liquide. En effet, telle est la ténuité microscopique des molécules de charbon, qu'il me semble qu'elles ont pu circuler dans les vaisseaux capillaires.

Ouvrons maintenant l'animal. Tous les tissus,

vous le voyez, offrent une coloration noire manifeste. On distingue cette même coloration à travers la membrane muqueuse qui tapisse les gencives et les voies aériennes. Les vaisseaux de l'intestin et du mésentère se dessinent par des lignes noirâtres, qui serpentent dans diverses directions. Enfin, le tissu pulmonaire offre une teinte bronzée manifeste

Vous trouverez peut-être que j'ai un peu trop multiplié ces expériences; mais telle est l'importance que j'attache à ce mode d'étude, qu'il me semble que c'est le seul qui puisse laisser dans vos esprits des impressions nettes et durables. Sans doute l'anatomie est une science de la plus haute importance; il est impossible sans elle de s'expliquer le mécanisme de nos fonctions organiques. Mais pourquoi fait-on si peu d'expériences physiologiques? quand on suit avec tant de patience le moindre filament nerveux, quand on scrute avec tant de soin le plus minime détail de structure, pourquoi négliger un mode de recherches si fécond en résultats utiles pour la connaissance et le traitement des diverses maladies!

Est-ce donc uniquement pour connaître jusque dans ses plus minutieuses particularités l'anatomie du cadavre, que l'on se donne tant de labeur? Pour tout esprit droit l'anatomie n'est et ne doit être qu'un moyen d'arriver aux connaissances physiologiques, qui seules mettent en lumière le jeu réciproque des organes et des fluides dont la réunion merveilleuse compose l'être vivant.

DIX-SEPTIÈME LEÇON.

MESSIEURS,

Toutes les fois qu'un corps change de forme sous l'influence d'une cause mécanique, et qu'il reprend sa forme primitive quand cette cause a cessé d'agir, ce corps est un corps élastique. On peut dire, en règle générale, que l'élasticité est une propriété commune à tous les corps solides, liquides ou gazeux. Comprimez un cylindre de bois par ses deux extrémités, il se raccourcit; cessez la compression, il reprend aussitôt sa longueur. Soumettez une colonne d'eau à une forte pression, elle s'abaisse; cessez de la comprimer, elle reprend son niveau. Enfin, les gaz et les vapeurs jouissent des propriétés élastiques, à un degré tel, qu'on les désigne fréquemment sous le nom de *fluides élastiques*. Ainsi, nous posons en principe, qu'il n'est aucun corps dans la nature qui ne soit élastique; les liquides eux-mêmes n'échappent pas à cette loi, ainsi que des expériences nombreuses l'ont rigoureusement démontré.

On admet en physique trois espèces d'élasticité: 1° *élasticité* de *compression*, c'est celle dont nous venons de vous entretenir; 2° *élasticité* de *traction*. Si, par exemple, vous tirez une tige solide dans le sens de son axe, elle s'allonge par suite de l'écartement de ses molécules; mais elle reprend ses dimensions primitives quand les tractions cessent; 3° *élasticité* de *torsion*. Vous savez tous qu'un fil de métal peut être tordu sur lui-même, et qu'il reprend sa position première aussitôt que l'effort cesse d'agir.

Il y a un autre fait qui prouve aussi l'élasticité des corps : c'est la possibilité qu'ils ont de produire ou de transmettre le son. Que deux sphères, mues en sens inverse, viennent à se heurter, le choc détermine des oscillations dans leurs molécules; un bruit en résulte; donc, elles sont élastiques. Tout corps, je le répète, susceptible d'entrer en vibration, est un corps élastique.

Ce que je dis ici des substances inertes s'applique également aux tissus vivants. Ainsi il n'est pas douteux que les différents organes qui entrent dans la composition de l'économie ne soient doués de l'élasticité. Comment voudriez-vous arriver à l'explication exacte de diverses fonctions, et surtout de certains bruits normaux ou anormaux, sans une connaissance approfondie de cette importante propriété? L'auscultation elle-même, ce moyen si précieux de diagnostic, ne repose-t-elle pas tout entière sur le développement de vibrations sonores au sein des organes, et leur transmission à travers des parois élastiques? Il me serait facile de multiplier les exemples. Aussi, je ne crains pas de le dire : il y a tel phénomène de la vie qui est presque tout entier sous la dépendance de l'élasticité et dont la perfection vitale repose tout entière sur cette propriété physique.

N'est-ce pas à l'état peu avancé des études physiques du temps de Bichat qu'il faut rapporter ces graves erreurs dans lesquelles ce grand physiologiste est plusieurs fois tombé ? Privé des connaissances qui sont maintenant du domaine de la science, il n'est pas étonnant que son génie ait pu se laisser ainsi égarer. Ainsi Bichat vous parle de la *contractilité* et de l'*extensibilité* de *tissu*. Eh bien ! ce qu'il regarde comme des propriétés spéciales n'est autre chose que l'élasticité. En effet, prenez une artère et tiraillez-la, elle s'allonge en raison de son *extensibilité*; cessez de la tirailler, elle se raccourcit en raison de sa *contractilité*. Prenez un morceau de gomme élastique au lieu du tissu artériel, vous obtiendrez des phénomènes parfaitement identiques. Pourquoi donc imposer des dénominations différentes à une même propriété ? Pourquoi ce que vous appelez *élasticité* dans la gomme deviendra-t-il *extensibilité* et *contractilité* dans une artère ? Aussi je rejetterai ces expressions comme essentiellement vicieuses, puisqu'elles tendent à faire supposer qu'il y a quelque différence dans un phénomène qui n'appartient qu'à une même propriété, l'*élasticité*.

Si vous venez à passer en revue tous les tissus

de l'économie animale, vous voyez qu'ils jouissent de l'élasticité, souvent même à un degré supérieur aux corps inertes. Cette propriété, pour être mise en jeu, n'a pas besoin d'un mode d'excitation spéciale : toutes les causes mécaniques peuvent à chaque instant la développer de la manière la plus manifeste. N'est-ce pas en raison de leur élasticité que les cartilages costaux se laissent courber, puis se redressent, et concourent ainsi à la grande fonction de la respiration? que se passe-t-il en effet dans le mécanisme de l'ampliation et du resserrement du thorax ? Au moment de l'inspiration, les côtes s'élèvent, et les cartilages obéissent par *torsion ;* dans l'expiration suivante, ils reprennent leur direction normale. Il est d'autres circonstances où leur élasticité par pression est mise en jeu. Qu'un homme s'appuie la poitrine sur un corps résistant, la portion d'arc que représente le cartilage costal se redresse; mais elle redevient courbe aussitôt que la cause mécanique a cessé d'agir sur elle.

C'est surtout pour les surfaces continues, soumises habituellement à une pression énergique, qu'il est facile de se rendre compte du rôle important joué par cette élasticité. Voyez ce qui se passe dans l'articulation du genou. Le fémur, chargé de transmette au tibia le poids énorme du corps et des fardeaux que celui-ci peut supporter, finirait à la longue par s'user et se détruire, si son propre tissu était en rapport immédiat avec le tissu de l'os sur lequel il repose. Par quel artifice la nature a-t-elle su prévenir ces fâcheux résultats? Elle a revêtu chaque surface articulaire d'une couche cartilagineuse et même elle a placé dans leur intervalle des disques de même nature, afin que, par leur élasticité, ces substances venant à céder, réagissent ensuite contre les pressions et les frottements répétés auxquels l'articulation est soumise. C'est pour parvenir au même but que dans les compartiments de certaines machines on place des rondelles élastiques.

Ce serait une étude des plus curieuses que de passer en revue toutes les fonctions de l'économie animale; vous verriez quel rôle important l'élasticité joue dans les divers organes. Prenez n'importe quel tissu. Voici un estomac, une vessie, une portion d'intestin que j'ai distendus par de l'air; ils cèdent quand mon doigt les comprime en un point, mais ils reprennent leur forme en vertu de leur souplesse élastique dès l'instant que la pression disparaît. Vous connaissez tous ces bruits particuliers qui se produisent parfois dans l'intestin, et qu'on appelle borborygmes; ce n'est autre chose qu'un son résultant du déplacement de liquides et de gaz dans un canal à parois élastiques.

Le poumon, ainsi que nous vous l'avons déjà démontré, ne remplit complètement ses fonctions qu'à la condition qu'il conserve toute son élasticité. Devient-il emphysémateux, le mécanisme de la respiration ne s'accomplit plus que d'une manière imparfaite. En effet, par suite de la rupture d'un certain nombre de cellules, et de la dilatation d'un certain nombre d'autres, le tissu de l'organe a perdu de son élasticité, et il ne réagit plus avec une énergie suffisante sur l'air qui a pénétré dans son parenchyme. De là, ces nombreux râles, ces modifications variées du bruit respiratoire que perçoit l'oreille appliquée sur les parois thoraciques. Vous connaissez tous cette maladie des chevaux qu'on appelle *la pousse.* L'animal qui en est atteint inspire facilement, mais il ne peut, malgré les puissants efforts de ses contractions musculaires, chasser l'air qui a pénétré dans sa poitrine. J'ai recherché, avec M. le professeur Dupuy, quelle pouvait être la cause de cette gêne dans la respiration, et je me suis assuré qu'elle dépendait du défaut d'élasticité du poumon devenu en grande partie emphysémateux. En effet, quand on ouvre le thorax d'un cheval poussif, cet organe ne s'affaise pas sur lui-même, mais il reste distendu par les gaz renfermés dans tout son tissu raréfié. De même aussi chez l'homme, l'œdème du poumon est accompagné d'une dyspnée notable, car dans ce cas la partie séreuse du sang épanché dans son parenchyme empêche que l'élasticité de l'organe ne s'exerce librement.

Tous les tissus fibreux de l'économie sont élastiques, et cette propriété se manifeste de la manière la plus tranchée. Faites mouvoir une articulation, les ligaments tour-à-tour s'allongent et reprennent leur longueur première. C'est surtout dans les organes de la génération que vous trouvez que le système fibreux est doué de propriétés éminemment élastiques. Que se passe-t-il dans l'érection? Le pénis gonflé et distendu en tous sens par le sang emprisonné dans ses aréoles, reprend son volume et ses dimensions normales aussitôt que ce liquide cesse d'y séjourner. Ces alternatives de resserrement et de dilatation n'indiquent-elles pas l'élasticité du tissu fibreux? Il faut être étranger à ces faits, pourtant assez vulgaires, pour nier que ce tissu ne jouisse à un haut degré de cette propriété.

Nous avons vu déjà que les artères sont élastiques dans le sens de leur diamètre transversal et de leur diamètre longitudinal; il y a même une de leurs tuniques qui est douée de cette propriété, d'une manière si tranchée, que quelques anatomistes lui avaient attribué la faculté de se contracter à la manière de la fibre musculaire. C'est là une erreur des plus grossières. Je sais que, chez l'homme, on n'observe rien de semblable. Lors même qu'une semblable disposition anatomique serait constatée pour le tissu artériel, le mécanisme de la circulation ne serait pas sensiblement modifié.

Les veines sont aussi remarquables par leur élasticité; c'est à cette propriété qu'elles doivent la facilité avec laquelle leurs parois se resserrent sur la colonne de sang qui les a distendues.

Le rôle joué par l'élasticité dans le grand acte de la circulation est trop important pour que je ne m'y arrête pas un instant.

Le cœur, organe central qu'on peut comparer à une pompe hydraulique, a pour objet de pousser continuellement, mais par moments alternatifs, du sang dans un système de tuyaux qui va successivement en se subdivisant, et qu'on appelle artères. Celles-ci se réduisent en canaux extrêmement déliés, ce sont les vaisseaux capillaires, pour aller s'aboucher dans un autre système de tuyaux, les veines, qui ramènent le sang de la périphérie au centre commun d'où il est parti; tel est en grand le phénomène de la circulation. On conçoit très-bien que la contraction du ventricule gauche soit assez énergique pour lancer le liquide dans le système artériel; mais son action retentit-elle jusque dans les vaisseaux capillaires et veineux? Ce problème doit être aujourd'hui résolu par l'affirmative. Les expériences nombreuses que nous avons faites à ce sujet sont trop concluantes pour qu'il puisse rester dans les esprits le moindre doute.

Un premier phénomène est celui-ci : Le cœur, chaque fois qu'il se contracte, pousse dans le système artériel une ondée de sang. Et comme chaque contraction est alternative, il en résulte que le liquide doit être projeté par un jet saccadé. Cette conséquence est rigoureuse; voyez pourtant ce qui se passe dans les vaisseaux où il circule. Si vous ouvrez une artère près du cœur, le sang s'échappe par saccades; si le vaisseau est loin du cœur, le jet est uniforme et continu; si enfin on ouvre une de ces petites ramifications artérielles qui constituent le réseau capillaire, le sang se répand uniformément et en nappes. Comment se fait-il qu'une pression alternative, comme celle de la contraction du ventricule, puisse à la fin produire un écoulement continu? Ce problème, qui a tant exercé la sagacité des physiologistes, a plusieurs fois été résolu en mécanique. Dans bien des circonstances on a voulu transformer en mouvement uniforme un courant liquide mu par une force alternative; qu'a-t-on fait pour cela? On a adapté à la machine hydraulique un réservoir rempli d'air. Vous concevez alors comment ce réservoir élastique comprimé, au moment où l'agent d'impulsion est mis en jeu, réagit quand celui-ci cesse son action, et empêche ainsi le mouvement du liquide d'être interrompu. C'est encore d'après ces propriétés d'élasticité qu'on a construit ce petit instrument que je place sous vos yeux, et qui est destiné à remplacer la seringue ordinaire. Ce n'est, vous le voyez, qu'une petite machine hydraulique. Mais comme le jeu du piston destiné à pousser le liquide n'aurait imprimé au courant qu'un mouvement alternatif, on a imaginé, afin de rendre le jet continu, d'adapter au pied de l'instrument un réservoir rempli d'air. Ce fluide, par son élasticité, réagit sur le tuyau conducteur, et transforme ainsi en un courant régulièrement uniforme, l'impulsion saccadée que le piston communique au liquide injecté dans le rectum.

Dans le cœur, avons-nous dit, il y a deux temps importants à bien apprécier : d'abord impulsion du sang coïncidant avec la systole du ventricule, puis moment de repos coïncidant avec la diastole de ce même ventricule. Et pourtant, malgré ces alternations, le courant sanguin est continu et n'offre pas ces intermittences successives. Par quel procédé la nature parvient-elle à ce résultat remarquable ? Par l'élasticité des parois des vaisseaux artériels. C'est moi, si je ne m'abuse, qui, le premier, ai insisté sur cette explication toute mécanique, la seule qui rende un compte exact de ce singulier phénomène. En effet, l'ondée de sang que projette le ventricule dans l'aorte se fait sentir dans toutes les artères dont elle distend les parois ; l'impulsion cesse, mais le courant sanguin n'est point pour cela interrompu, car ces parois reviennent sur elles-mêmes en vertu de leurs propriétés élastiques, et exercent sur ce liquide une compression énergique.

M. Poiseuille a fait récemment des expériences fort curieuses sur ce sujet. Il a pris un vaisseau capillaire dans le mésentère d'une souris, et armant son œil d'une forte loupe, il a pu suivre parfaitement les globules marchant dans l'intérieur de l'artère sous l'influence de l'action du cœur. Venait-il à suspendre cette action en oblitérant la cavité du petit vaisseau par la compression exercée sur ses parois avec un morceau de métal, bien qu'il ne vînt plus de sang du côté du cœur, la circulation n'était pas interrompue. Voici alors ce qu'il a pu constater. Les globules renfermés dans l'intérieur de l'artère continuaient leur marche, par suite du resserrement des parois du vaisseau. Mais ce resserrement dépend-il d'une contraction active? Non assurément, il n'est que le résultat d'une simple propriété physique. C'est parce que le tissu artériel a été préalablement distendu par l'influence du cœur que, quand celui-ci cesse d'agir, ce vaisseau revient sur lui-même en vertu de son élasticité, jusqu'à ce qu'il ait repris son diamètre normal. Ainsi l'influence exercée sur les courants sanguins par la réaction des capillaires n'est qu'une conséquence de l'impulsion première, imprimée par l'organe central de la circulation à tout le système artériel.

Il résulte de là que dans certaines circonstances les globules pourront suivre une marche rétrograde. Faites une ouverture au vaisseau, et interceptez par une ligature le courant sanguin lancé par le cœur. Les parois élastiques de l'artère venant à se rétracter, une partie des globules pourra continuer son chemin vers les capillaires, une autre s'échapper par l'ouverture que vous aurez pratiquée, une autre enfin après plusieurs oscillations restera dans le vaisseau, car la cavité de celui-ci n'est point complètement effacée. Ses parois, il est vrai, en se rapprochant diminuent notablement son diamètre, mais elles s'arrêtent aussitôt qu'elles ont atteint les limites de leur force rétractile.

La plupart des observateurs ont bien reconnu ces mouvemens globulaires dans l'intérieur des vaisseaux, mais ils ont rattaché à des contractions *vitales* ce qui n'est qu'un effet de l'élasticité. Eh bien! c'est là une erreur d'autant plus préjudiciable aux progrès de la science, qu'elle a été et qu'elle est encore professée par des hommes dont on ne peut contester le mérite. Or, vous savez qu'on n'est que trop porté à admettre sans examen une assertion quelconque, pourvu qu'elle soit à l'abri d'un grand nom ou d'autorités imposantes et respectables.

Si l'on suppose, ce qui arrive quelquefois, que le système artériel devient non élastique, soit par le dépôt dans son tissu de concrétions calcaires, soit par une autre cause physique, vous avez un tout autre mécanisme de la circulation du sang. Ouvrez une artère ainsi altérée, vous ne verrez plus le liquide s'échapper par un mouvement continu, mais il sortira en jets saccadés isochrones aux contractions ventriculaires. N'est-ce pas aussi à ces modifications du cours du sang dans des vaisseaux ossifiés qu'il faut attribuer chez le vieillard cette décrépitude, cette atrophie des tissus et ces troubles nombreux de toutes les fonctions organiques ?

L'histoire de l'élasticité des artères ne consiste pas seulement à étudier l'influence de ces tuyaux sur le cours du sang et sur la transformation du mouvement saccadé en un mouvement uniforme; il se passe encore dans ces vaisseaux des phénomènes fort curieux. Mettez à découvert sur un animal vivant une artère dans une certaine étendue, et liez-la en deux points différents. Le cylindre compris entre les deux fils est distendu par le sang; y faites-vous une piqûre avec la pointe d'une lancette, à l'instant vous voyez s'échapper un jet de liquide, et le vaisseau se vider en partie. Cette expérience ne vous montre-t-elle pas jusqu'à quel point le tissu artériel est élastique, et avec quelle force il revient sur lui-même ?

Mais on observe un autre phénomène dans ces artères, phénomène que Béclard a considéré comme prouvant dans ces vaisseaux une puissance contractile qui ne serait par l'élasticité. Voici en effet ce qui se passe quand on intercepte le cours du sang dans une artère au moyen d'une ligature.

D'abord le vaisseau reprend ses dimensions normales, et il perd ainsi un quart ou un cinquième de son diamètre; mais bientôt il se rétrécit de nouveau; plus tard, enfin, son calibre intérieur s'efface, et il ne représente plus qu'un cordon fibreux sans cavité. Béclard reconnaissait bien que les artères étaient élastiques pour servir à la circulation; mais, disait-il, une fois que le vaisseau est vide et que son élasticité est épuisée, il continue à se resserrer, donc le tissu artériel jouit d'une propriété contractile spéciale. Pour moi, je suis loin d'adopter une semblable explication. Ne doit-on pas plutôt admettre qu'une artère finit par s'oblitérer par le seul fait de la cessation de la circulation dans sa cavité. Qu'arrive-t-il en effet quand ce vaisseau est parcouru par un courant sanguin? Une partie des éléments de ce liquide s'imbibe dans ses parois, témoin ces nombreuses modifications de coloration que nous présente la face interne des artères, suivant que le sang qui les parcourt a été mélangé à des substances diversement nuancées. Vous venez à suspendre la circulation : les aréoles du tissu artériel n'étant plus alors abreuvées par le liquide accoutumé, les parois du vaisseau se raccourcissent par une sorte de désséchement, et sa cavité finit par s'effacer. Je m'explique mieux, je le répète, le mécanisme de ce phénomène par l'élasticité que par l'intervention d'une contraction *vitale*. Toutefois, ne soyez pas surpris de voir reproduites dans les ouvrages les plus modernes ces interprétations subtiles ou erronées; il faut de longues années avant qu'une vérité n'ait définitivement droit de domicile dans la science. Ne sommes-nous pas encore chaque jour réduits à combattre des erreurs de Galien?

DIX-HUITIÈME LEÇON.

MESSIEURS,

La connaissance des propriétés élastiques des divers tissus est d'une haute importance pour les explications physiologiques, mais elle peut aussi fournir des indications pratiques bien précieuses pour la manœuvre chirurgicale. Faites-vous à la peau une simple incision, il faut que vous sachiez d'avance que par suite de l'élasticité dont elle jouit, cette peau se rétractera, et que les lèvres de la solution de continuité se trouveront ainsi écartées. C'est surtout pour l'amputation circulaire des membres qu'il importe de connaître d'une manière exacte comment se comporteront les tissus incisés. Examinez en effet la surface des moignons; vous voyez qu'elle est inégale, qu'elle offre des saillies dans certains points, des enfoncements dans d'autres. A quoi peut tenir cette disposition? Evidemment au degré différent d'élasticité dont jouissent les parties dont vous avez fait la section. Ainsi la couche musculaire superficielle se rétracte davantage que la couche profonde; les nerfs se voient avec facilité, tandis que les artères sont retirées dans les chairs; les tendons, les aponévroses sont situés sur un plan inégal. Enfin, l'os forme une saillie considérable au centre du moignon. Comment pourriez-vous corriger les inconvénients graves qui résulteraient d'une semblable disposition si vous ignoriez le degré d'élasticité propre à chaque tissu?

L'élasticité représente, dans l'économie animale, ces ressorts dont on fait un si grand usage dans les mécaniques. C'est ainsi que les tissus sont disposés de manière à jouir d'une souplesse telle que, cédant sans se rompre à une force puissante, ils réagissent graduellement sur elle jusqu'à ce qu'ils aient repris leur direction normale.

C'est surtout dans les fonctions de la vie sensoriale que cette propriété joue un rôle fort important. Si nous prenons pour exemple la formation de la voix, vous voyez que tous les agents organiques qui concourent à sa production n'agissent que par leur élasticité. Si la glotte du cadavre diffère de celle de l'homme vivant pour la faculté de former des sons, c'est qu'elle est moins élastique. L'appareil musculaire ne pouvant pas alors se contracter, le tuyau vocal n'a plus une égale tension et il est moins susceptible d'entrer en vibration. Prenez le larynx d'un cadavre et adaptez un souflet à la trachée-artère; au moment où vous poussez l'air, vous entendez un petit bruit, une sorte de frémissement. Rapprochez les lèvres de la glotte en les serrant avec les doigts, le son devient plus rauque; enfin serrez davantage, surtout vers la partie postérieure, vous obtenez quelque chose qui ressemble à la voix humaine. Vous vous rappelez sans doute ce jeune polonais que je vous ai présenté cet hiver, et qui était affecté d'un mutisme et d'une surdité complets. Je suis parvenu à lui rendre l'ouïe entièrement, puisqu'il entend très bien maintenant la voix qui lui parle, et qu'il ne distinguait pas auparavant le bruit produit par l'explosion d'un fusil tiré à son oreille. Mais il n'a point encore recouvré la parole; depuis que je l'ai soumis à la galvanisation des nerfs du larynx et de ceux de la langue, il m'a offert un phénomène fort curieux qui vient à l'appui des idées que nous avons émises devant vous sur le rôle joué par l'élasticité dans l'appareil vocal. Voici en effet ce qui est arrivé: d'abord nous avons obtenu cette espèce de frémissement qu'on produit artificiellement sur un larynx de cadavre; puis le son est devenu plus marqué et il se rapprochait singulièrement de celui qu'on obtient en serrant les lèvres de la glotte. Il y a peu de jours même qu'étant couché, la tête renversée en arrière, il articula, m'a-t-on dit, quelques mots; son frère, qui était avec lui, criait déjà *au prodige!* Mais depuis il est retombé dans son état de mutisme. Cependant je ne désespère pas de sa guérison, et je continue à le galvaniser. Maintenant il peut produire une sorte de son assez analogue à celui qu'on fait entendre quand on a quelque chose dans l'arrière-gorge, ou qu'on veut se débarrasser du mucus qui l'obstrue. Ce jeune homme me semble atteint d'une paralysie des muscles du larynx, et comme ceux-ci n'ont guère que l'élasticité dont ils jouissent sur le cadavre, l'anche que représentent les lèvres de la glotte ne peut plus vibrer aussi facilement. Nous avons donc eu là, sur un sujet vivant, une série d'expériences toutes faites. Si, comme je l'espère, nous parvenons à rendre à l'appareil musculaire de l'organe vocal ses conditions normales de contractilité, nous obtiendrons une guérison complète.

Vous connaissez déjà le rôle important que joue l'élasticité des tuniques artérielles dans la circulation du sang. Si ce liquide coule d'une manière régulière et continue sous l'influence d'une impulsion alternative, c'est que les tuyaux qu'il traverse ne sont pas du genre de ceux qu'on emploie le plus souvent dans les machines. La nature a placé au sein de l'économie vivante un admirable appareil d'hydraulique. Peut-être un jour le mécanicien pourra-t-il en saisir les combinaisons savantes pour en faire à l'art d'utiles et importantes imitations. Ainsi, par exemple, ne serait-il pas possible de se passer de ces réservoirs d'air qu'on emploie dans les machines, par la simple substitution de tuyaux élastiques aux conduits inflexibles dont on fait usage ? Le petit instrument dont on se sert maintenant pour donner des lavements ne pourrait-il pas être ainsi simplifié? Je ne sais jusqu'à quel point ces idées que je vous soumets sont fondées, mais il me semble qu'une étude approfondie de l'élasticité vasculaire doit inspirer d'intéressantes applications à la mécanique industrielle.

La plupart des auteurs qui ont écrit sur la circulation ont tenu fort peu compte des propriétés physiques des artères, et même c'est une chose affligeante que de lire ce qui a été écrit de plus moderne sur ce sujet. Partout vous voyez reproduites les erreurs de Bichat qui, comparant les tuyaux artériels à des tuyaux inflexibles, supposait qu'au moment de la contraction du ventricule, la masse entière du sang était déplacée, tandis qu'elle restait immobile dans l'instrument de sa dilatation. Aussi établissait-il que le cours de ce liquide était alternatif, tandis que l'expérience la plus simple suffit pour démentir cette assertion. Telle était aussi l'opinion du célebre Harvey. Eh bien ! vous verrez que, quand on ouvre une artère sur l'animal vivant, le sang sort par un jet *continu-saccadé* si l'artère est volumineuse, et *continu-uniforme* si elle est très petite.

Il y a quelques années, un médecin de Paris fit construire un petit instrument fort ingénieux que voici, et qu'il a nommé *sphygmomètre*. Bien que cet instrument n'ait pas tout-à-fait rempli les vues de son inventeur, qui le croyait susceptible d'applications utiles à la médecine, il devra, je crois, néanmoins rester dans la science pour servir aux études physiologiques. Et c'est déjà quelque chose, car enfin combien de milliers d'instruments n'ont pas été imaginés dans ces derniers temps? Or, la plupart, vous le savez, n'ont même pas joui de la vogue du moment, et ils ont plutôt appauvri qu'ils n'ont enrichi l'arsenal chirurgical. Je disais donc que l'instrument en question doit être conservé, car il peut servir à montrer l'espèce de saccade qu'éprouve le sang dans les artères. Voici les pièces qui le composent : c'est une sorte d'entonnoir renversé, dont la partie évasée est fermée par une baudruche, et dont la tige est remplie par une petite quantité de mercure. On applique l'instrument sur une artère superficielle. Les pulsations du vaisseau sont transmises à la colonne de mercure par l'intermédiaire de la cloison membraneuse dont l'élasticité se trouve mise en jeu. Quand l'artère se dilate, la colonne s'élève, quand elle se resserre, la colonne s'abaisse. Chaque oscillation du mercure répond donc à une pulsation artérielle. On peut ainsi apprécier le rhythme du pouls, et même sa force, car le tube est gradué dans toute sa longueur.

Remarquez que ces deux effets, la dilatation et le resserrement des tuyaux artériels, sont l'un et l'autre le résultat de la contraction du cœur. Leurs parois élastiques ne réagissent sur le sang que parce qu'elles ont été distendues une première fois, et comme une nouvelle ondée de liquide est sans cesse lancée dans les vaisseaux, sans cesse aussi ces vaisseaux tendent à revenir sur eux-mêmes sans néanmoins que leur diamètre puisse se rétrécir au-delà de certaines limites. Tel est le mécanisme fort simple du cours continu-saccadé du sang. Mais pourquoi la saccade, si manifeste sur les grosses artères, n'est-elle plus sensible sur celles d'un petit calibre? Parce que d'une part la colonne de sang presse également dans toute l'étendue des parois vasculaires, et que d'une autre part la dilatation de leurs parois va en s'affaiblissant à mesure que les artères deviennent de moins en moins volumineuses.

Arrêtons-nous maintenant quelques instants sur le cours du sang dans le système capillaire. C'est là une question fondamentale en physiologie et en médecine. En physiologie, puisque c'est dans ces vaisseaux que se passent tous les phénomènes de la nutrition, des sécrétions, des exhalations, etc.; en médecine, puisque toute espèce d'inflammation, de gonflement ou d'altération organique des tissus a son siège primitif dans ce même réseau vasculaire.

Vous connaissez tout cet ordre de vaisseaux fins et déliés, qu'on désigne sous le nom de capillaires, Ce sont eux qui font communiquer le système artériel avec le système veineux, et c'est en les traversant que le sang, de spumeux et d'écarlate, devient terne et noirâtre. En effet, ce fluide y laisse échapper une partie de ses éléments par la voie de la porosité, et en même temps absorbe de nouveaux matériaux par le même procédé physique. Ces petits vaisseaux se ramifient en tous sens dans le parenchyme des organes, et communiquent entre eux par de fréquentes anastomoses.

Or, quelle est la puissance qui fait mouvoir le sang dans ces capillaires? La première idée qui se présente naturellement à l'esprit, c'est que le cœur, après avoir poussé ce liquide aux dernières artérioles, continue de le faire mouvoir jusque dans les veines. Mais une explication aussi simple ne pouvait convenir à des imaginations qui se plaisent à ne voir partout que des prodiges et des mystères. Aussi quel bizarre assemblage de suppositions absurdes n'a-t-on pas enfanté! Jamais, je crois, l'esprit humain n'a rien produit de plus ridicule que le prétendu mécanisme d'après lequel on a voulu rendre compte de cette circulation capillaire. On a dit : le cœur pousse le sang dans le système artériel, mais son impulsion s'arrête en un point limité; et ce point où correspond-il? A l'endroit où les veines se continuent avec les artères par l'intermédiaire des vaisseaux capillaires. Ceux-ci alors s'emparent du sang, et par la seule action de leurs parois, continuent de le faire circuler. Or, je vous le demande, que devient cette admirable machine hydraulique, représentée par l'appareil circulatoire, devant ces interprétations marquées au coin de l'ignorance la plus présomptueuse ? Voilà donc les plus sublimes conceptions de la nature rabaissées au-dessous de ce que sait exécuter le plus obscur mécanicien ! Le trajet que parcourt le sang représente un cercle, n'est-il pas vrai. Et bien ! Vous allez supposer qu'une pompe placée en un point, pourra lancer le liquide et lui faire parcourir un arc d'une certaine étendue, mais qu'arrivé là, il faudra qu'une nouvelle puissance vienne se sur-ajouter pour lui faire achever la circonférence du cercle ! Mais, je le répète, le plus mauvais ingénieur n'enfanterait jamais un procédé aussi absurde. Il trouverait bien plus simple d'augmenter la force d'impulsion de la pompe jusqu'à ce qu'elle fût capable de mouvoir seule le liquide. Sans doute que la nature n'a point paru susceptible de conceptions aussi savantes ! Et pourtant MM. Biot, Poisson et tant d'autres autorités aussi compétentes en semblable matière, n'hésitent pas à déclarer que la puissance hydro-dynamique qui fait mouvoir le sang dans nos artères est tellement admirable que nos machines les plus parfaites pourraient à peine en donner un grossier aperçu. Le fameux d'Alembert ne déclare-t-il pas lui-même que ce problème de mécanique est trop compliqué pour que l'intelligence humaine puisse en trouver la solution mathématique. Aussi il me semble que la plus simple réflexion aurait dû suffire pour démontrer toute la futilité d'une semblable théorie. Vous dites que l'impulsion du cœur s'arrête toujours en un point ; vous supposez donc que l'énergie de ses contractions ne peut être ni augmentée ni diminuée. Et cependant qui ne sait que mille causes retentissent sur cet organe central de la circulation ; que tantôt elles décuplent, centuplent sa puissance, et que tantôt elles la réduisent presque à rien ?

Il faudrait dans un tel système qu'il existât en un point une barrière insurmontable que le sang ne pourra jamais franchir par la seule contraction des ventricules. Or, poussez une injection dans les artères d'un cadavre ou d'un animal vivant, toujours vous verrez le liquide passer librement des capillaires dans le système veineux. Examinez à la loupe le mésentère d'une souris, vous pouvez constater avec l'œil le cours facile de ce liquide dans ces deux ordres de tuyaux. Pourquoi donc refuserais-je au cœur la faculté de produire les mêmes phénomènes que je détermine si aisément en mettant en jeu le piston de ma seringue ? Aussi il me semble mécaniquement impossible que les contractions ventriculaires n'influent pas sur la circulation capillaire. Il y a plus, je trouverais le problème beaucoup plus compliqué et beaucoup plus incompréhensible s'il fallait admettre que l'action du cœur cessât en un point. Car comment s'expliquer cettte interruption subite dans l'impulsion imprimée à la colonne de sang, lorsque ce liquide parcourt librement des vaisseeux dont la continuité n'est nulle part interrompue?

Je veux bien admettre pour un instant cet arrêt en un point de l'action du cœur. Voilà donc le capillaire chargé de faire entrer les globules de sang dans sa cavité. Or, ce n'est qu'en se dilatant qu'il pourra attirer le liquide placé dans les vaisseaux voisins. Et tel est en effet le mécanisme que l'on a supposé. On a dit : examinez un capillaire, vous le voyez alternativement se dilater et se contracter, donc ses parois sont douées de propriétés vitales en harmonie avec les fonctions qu'il doit accomplir.

Je suis loin de nier l'existence de ces dilatations et de ces contractions du vaisseau, mais ce que je ne puis admettre c'est que ce soit là un phénomène *actif*. N'est-ce pas plutôt une simple conséquence de l'élasticité des tuniques vasculaires ? Il doit se passer là en petit ce qui se passe en grand dans les artères volumineuses. Le cœur lance une ondée de sang, les parois des vaisseaux se dilatent, le cœur cesse d'agir, les parois reviennent sur elles-mêmes. A quoi bon faire intervenir ici une puissance *vitale?* Quoi qu'il en soit, voici le capillaire dilaté; il faut maintenant qu'il se resserre pour chasser le sang. Dans quel sens les globules vont-ils se diriger ? Je ne vois pas de raisons pour qu'ils cheminent plutôt du côté des veines que du côté des artères. Plongez votre main dans un liquide, puis ouvrez-la et fermez-la alternativement, ce liquide s'échappera partout où il trouvera une issue, et il n'affectera pas une direction de préférence à telle autre. Il semble qu'il n'y a rien à répondre à de semblables objections; mais avec de l'assurance on sait toujours éluder les questions, et au besoin on crée des dispositions anatomiques imaginaires pour soutenir une théorie erronée. Il existe, a-t-on dit, dans l'intérieur du capillaire, une soupape qui permet au sang venant du cœur de passer en avant, mais qui se ferme aussitôt que le vaisseau vient à se contracter. Pressés par les parois vasculaires, soutenus par la soupape qui les empêche de rétrograder, les globules sont bien forcés de cheminer en avant. Voilà sans doute qui est fort joli. Mais malheureusement ces soupapes n'ont jamais existé que dans l'imagination de ceux qui leur ont fait jouer un rôle si ingénieux. D'autres physiologistes ont voulu rivaliser avec les premiers. Ceux-là *supposent* que le sang est mu par l'effet d'un mouvement péristaltique. De même, disent-ils, que l'intestin reçoit le chyme, puis se contracte pour le faire avancer, de même aussi le vaisseau capillaire est doué d'une sorte d'ondulation péristaltique propre à faire circuler le sang vers le système veineux. Les choses, à la rigueur, pourraient se passer ainsi.

Mais qui a jamais vu les vaisseaux capillaires se contracter à la manière des intestins ?

Et d'ailleurs n'y a-t-il pas des circonstances où l'influence de l'impulsion du cœur se fait sentir jusque dans les capillaires et les veines ? Quand un tissu est enflammé, les petits vaisseaux se gonflent, la température de la partie s'élève par suite de l'afflux considérable du sang, et le malade a la conscience de battements dans la tumeur, parfaitement isochrones aux pulsations du pouls. Dans un panaris, le chirurgien sent battre très-distinctement les artères collatérales du doigt affecté. N'est-ce pas là une conséquence mécanique toute simple de la modification qu'éprouve le cours du sang dans ses canaux élastiques ?

Enfin, on peut constater cette action du cœur jusque dans les veines. Il résulte des expériences de M. Poisseuille, que si on augmente la quantité du sang qui circule dans ces vaisseaux, on observe que leurs parois se dilatent et se resserrent alternativement, et quand on vient à les piquer en un point, le liquide s'échappe par jets saccadés. Ainsi quand on met à nu sur un animal l'artère crurale, et qu'on injecte de l'eau dans sa cavité, cette eau est rapportée vers le cœur par la veine. Faites-vous une ponction à ce dernier vaisseau, suivant que le piston sera mu avec plus ou moins de force, vous verrez le jet grandir ou diminuer.

Il y a des organes où ces communications entre

les artères et les veines au moyen des capillaires, sont des plus manifestes. Tel sont ceux constitués par ce qu'on appelle tissu érectile. Je vous ferai remarquer à ce sujet la manière dont ces divers vaisseaux concourent à la production du phénomène de l'érection. Prenons pour exemple les corps caverneux. Eh bien! telle est la disposition des artères qui viennent y aboutir qu'elles versent librement dans leur parenchyme le sang qu'elles reçoivent du cœur; mais ce sang une fois épanché dans la trame cellulaire de ces corps ne peut sortir qu'avec difficulté, car les veines destinées à le rapporter se trouvent comprimées par les muscles de la verge et du bassin. C'est surtout chez les animaux dont le pénis est volumineux qu'il est aisé de constater cet obstacle mécanique à la circulation veineuse. Je me suis assuré que chez le cheval, l'artère honteuse ne rencontre sur son passage aucun agent de compression, tandis que la veine peut être facilement comprimée par le releveur de l'anus.

Pour revenir à notre sujet, je soutiens qu'on ne peut constater dans les vaisseaux capillaires que des phénomènes d'élasticité, et c'est à l'influence du cœur que je rapporte la circulation du sang dans leur cavité. Comment concilier toutes ces explications diverses qui ont été proposées? Le moyen est simple pour beaucoup de physiologistes. Ils empruntent à tel auteur une idée, à tel autre une autre idée, etc., et de ce bizarre et monstrueux accouplement ils forment un tout qu'ils décorent du titre d'opinion mixte. Vous pourrez lire dans un article récent d'un dictionnaire de médecine qu'*outre l'élasticité* il existe dans les parois vasculaires une *contraction organique et vitale*, des *vibrations insensibles* et *particulières*...

Quoi de plus opposé à une saine logique que ces suppositions qui ne reposent sur aucun fait rigoureusement observé? Ce n'est pas par des raisonnements plus ou moins spécieux, mais bien par des recherches expérimentales qu'on peut combattre notre théorie de la circulation du sang fondée exclusivement sur ce que l'expérience a démontré, et démontrera à quiconque prendra la peine de voir par lui-même, seule et unique manière d'acquérir une instruction solide.

DIX-NEUVIÈME LEÇON.

Messieurs,

Je ne reviendrai pas sur le rôle important que l'élasticité des parois vasculaires joue dans le grand phénomène de la circulation. Que le sang traverse les artères, les veines ou le réseau capillaire, toujours il est mu par l'impulsion que lui impriment les contractions du cœur. Quoi de plus admirable que cet appareil hydro-dynamique, qui préside à la nutrition de nos organes. Si le système circulatoire était disposé comme le veulent certains physiologistes, au lieu d'être une merveille en mécanique, ce serait un véritable absurdité. Or, vous le savez, ce n'est pas dans le jeu de l'organisme, mais bien dans les interprétations que l'esprit humain enfante, qu'on peut rencontrer des conceptions stupides et erronées.

Ce qui prouve encore l'influence du cœur dans le cours du sang dans les vaisseaux, c'est la manière dont ce fluide circule au sein de quelques parenchymes. Voyez ce qui se passe pour le tissu osseux. Les artères, après s'être divisées et subdivisées dans son épaisseur, ne viennent pas directement s'aboucher dans les veines, mais le sang qu'elles apportent est reçu dans des petits canaux inflexibles, creusés dans les aréoles même de l'os. C'est à peine si l'on peut suivre dans l'intérieur de ces petits canaux les rudiments d'une pellicule membraneuse. Quelle autre puissance que la contraction ventriculaire est capable de faire mouvoir le sang dans ces tuyaux à parois inflexibles? Aussi remarquez que quand on vient à intéresser un os dans le point où ce liquide est contenu dans un canal, on observe un jet saccadé, *non-continu*. En effet, comment ce jet pourrait-il être continu, puisque vous n'avez pas là les conditions d'élasticité indispensables pour réagir sur le sang lancé par une cause intermittente?

Il existe plusieurs organes dans l'économie, dont le parenchyme n'est point parcouru par des tuyaux vasculaires, mais qui offrent de nombreuses cellules, où le sang vient s'épancher. Telle est la texture de la rate. Si vous incisez son tissu sur l'animal vivant, vous voyez le sang s'écouler en nappe et ne point former de jet; vous voyez aussi sous l'influence du cœur, des efforts, l'organe se dilater et se resserrer alternativement. Il est évident que dans ce cas ce n'est que par l'élasticité dont est doué son parenchyme, qu'on peut expliquer ces phénomènes d'expansion et de contraction, de même que les tuniques artérielles, distendues par le sang, reviennent sans cesse sur elles-mêmes. Il existe une disposition anatomique assez curieuse dans la disposition des vaisseaux que reçoit la rate, relativement à la manière dont ils se comportent. Ainsi, une injection poussée par les artères revient facilement par les veines, tandis que poussée par les veines, elle ne pénètre pas dans les artères. A quoi tient cette différence? Le voici. Le tissu de la rate est spécialement constitué par des cellules, sorte de petits réservoirs où le sang est versé par les artères. Mais celles-ci ne viennent s'ouvrir dans ces cellules que par un petit pertuis très délié, après avoir parcouru un trajet oblique, à la manière des uretères, qu iramp ent dans les parois de la vessie, avant de s'aboucher dans l'organe. Et de même que l'urine ne peut refluer dans l'uretère, dont l'orifice forme soupape, de même le liquide injecté ne peut pénétrer dans ces pertuis artériels. Les veines, au contraire, communiquent très largement avec les cellules de la rate, d'où la facilité avec laquelle vous faites parvenir dans ces vaisseaux l'injection que vous poussez par l'artère.

Il paraîtrait aussi que pour le cerveau il y a une partie dans cet organe, où le sang marche, non plus dans des vaisseaux, mais bien dans des canaux creusés au sein de la pulpe nerveuse. Ainsi on ne peut suivre à une certaine profondeur les prolongements de la pie mère, et il semble que, comme le tissu osseux, le sang n'est plus ici contenu dans des parois vasculaires. On conçoit très bien d'ailleurs, que l'élasticité du cerveau soit assez prononcée pour pouvoir, étant mise en jeu, suffire au cours régulier du sang.

Maintenant que nous connaissons le rôle immense que joue l'élasticité dans la circulation, il nous reste à jeter un rapide coup-d'œil sur une question de la plus haute importance. Les artères, avons-nous dit, sont de véritables tuyaux; aussi du moment que vous lésez leurs parois, le sang s'échappe par l'ouverture. C'est à ce dernier phénomène qu'on a donné le nom d'hémorrhagie, et comme les moyens qu'on a proposés pour suspendre cet écoulement de sang, intéressent à la fois et le physiologiste, et le médecin, nous allons consacrer quelques instants à leur étude et leur appréciation. Il est bien entendu que je n'envisagerai cette question que sous le point de vue purement physique; quant à ce qui concerne la formation ultérieure du caillot et l'oblitération du tuyau artériel, cela ne ressort point du sujet qui nous occupe.

DE QUELQUES PROCÉDÉS HÉMOSTATIQUES.

Les artères, en vertu de l'élasticité dont jouissent leurs parois, peuvent se laisser facilement alonger; on met à profit cette propriété pour isoler l'artère des vaisseaux et des nerfs qui l'entourent avant de passer la ligature. Beaucoup de praticiens trouvent plus commode d'embrasser dans une même anse de fil et l'artère et les tissus qui lui sont accollés; outre les accidents qui peuvent résulter par suite de ce procédé vicieux, vous avez encore l'inconvénient de faire souffrir inutilement le malade. Quand vous n'exercez la constriction que sur le cylindre artériel, il n'y a pas de douleur; quand vous avez en même temps compris un nerf, les cris du patient vous l'apprennent bientôt. Entrons dans quelques détails sur la manière d'appliquer une ligature.

Ligature. En général, pour procéder à la ligature, il ne faut pas se contenter de voir le point d'où s'écoule le sang, il faut encore trouver le vaisseau qui le fournit. Le plus souvent il est possible d'apercevoir son orifice béant dans la plaie; c'est alors que des connaissances anatomiques exactes vous épargnent ainsi qu'au patient, de longues et douloureuses recherches. D'ailleurs, le jet de sang trahit la place qu'occupe l'artère. On la saisit avec les pinces, dont on place l'un des mors dans l'intérieur, et l'autre à l'extérieur du vaisseau, puis on la tire un peu en dehors. Il faut avoir un soin scrupuleux de bien isoler l'artère, afin de laisser le nerf hors de la ligature. Alors un aide passe une anse de fil sous les pinces, et fait un double nœud qu'il a soin de serrer de manière à effacer la cavité du vaisseau. Voilà ce qu'on appelle la ligature *immédiate*. La ligature *médiate* qui consiste à lier, en même temps que l'artère, les tissus ambiants, a le double inconvénient de faire souffrir le malade, et d'exposer à des hémorrhagies consécutives. Elle n'est faite aujourd'hui que par des mains inexpérimentées.

Pourquoi, quand une artère est coupée en travers, ses parois ne viennent-elles pas s'appliquer contre elles-mêmes, et s'opposer par là à l'issue du sang? Parce que leur élasticité ne permet point que leur calibre s'efface. Aussi est-il ordinairement assez facile de reconnaître à la surface d'un moignon l'artère de la veine, car dans celle-ci l'orifice s'affaisse, tandis que dans l'autre il reste béant.

La ligature est un bon moyen de suspendre l'hémorrhagie, mais elle a quelquefois l'inconvénient de couper trop tôt l'artère. Vous savez, en effet, qu'en raison de leurs degrés différents d'élasticité, les trois tuniques qui constituent leurs parois, résistent inégalement à la pression exercée par le fil. Ainsi la tunique interne et la moyenne sont immédiatement coupées, l'externe ou celluleuse résiste seule. Supposez que celle-ci, par une cause quelconque, soit mortifiée avant qu'un caillot solide n'ait eu le temps de s'organiser, vous aurez une hémorrhagie consécutive.

Je ne vous parlerai point d'une foule de moyens employés anciennement pour obtenir l'oblitération des artères, tels que la *cautérisation*, les *bouchons mécaniques*, qu'on introduisait dans l'orifice du vaisseau divisé; la *compression directe* de ses parois, à l'aide de charpie ou d'agaric, la *compression indirecte*, qui consistait à embrasser du côté du cœur tout le membre dans un lien circulaire, etc. Je m'arrêterai seulement un instant sur un procédé indiqué par M. Amussat, dans ces derniers temps, je veux dire la torsion.

Torsion C'est une application chirurgicale des propriétés physiques dont jouissent les artères; ici encore la tunique celluleuse seule résiste, comme dans la ligature; en effet les limites de l'élasticité des tuniques interne et moyenne sont trop tôt atteintes pour qu'elles puissent céder sans se rompre à la puissance qui agit sur elles. Voici en quoi consiste ce procédé envisagé seulement sous le point de vue physique. D'abord on isole l'artère des tissus circonvoisins, en les refoulant du côté de la plaie; puis on la saisit en travers avec des pinces dont on presse fortement les mors afin de couper les tuniques interne et moyenne, sans offenser la tunique externe. Ce premier temps accompli on peut pratiquer la torsion. Mais M. Amussat préfère, au moyen des mâchures, refouler dans la cavité du vaisseau les tuniques interne et moyenne, de sorte qu'une portion du cylindre artériel se trouve ainsi réduite à sa gaîne celluleuse. Il faut ici noter un phénomène bien curieux. Cette artère, dont les parois ne sont plus formées que par sa tunique extérieure, n'est plus susceptible d'être parcourue facilement par le sang; bien qu'elle représente encore un tuyau libre, comme sa face interne n'est plus tapissée par une membrane lisse et polie, elle ne se trouve plus dans des conditions favorables à la circulation. Aussi à peine le sang a-t-il pénétré dans ce vaisseau incomplet, qu'il s'imbibe, se coagule, et se dépose en caillots fibrineux; c'est encore à cette influence qu'exerce l'état physique des tuyaux où ce liquide circule qu'il faut rapporter la difficulté très-grande que l'on éprouve à *transfuser* du sang d'un animal sur un autre animal. Tant il est vrai que les artères ont une immense supériorité quant aux usages qu'elles doivent remplir sur tout ce que l'art peut imaginer. Mais revenons à la torsion. Une fois l'artère saisie, il s'agit d'enlever à cette portion de vaisseau son élasticité. Pour cela M. Amussat fait faire à la pince cinq à six tours sur son axe, de manière à tordre sur elle-même la portion d'artère qu'il a saisie, ou même on pourrait continuer à imprimer à la pince des mouvements de rotation jusqu'à ce que la tunique celluleuse fût rompue. Mais la première méthode est suffisante. Que se passe-t-il dans cette circonstance? Vous épuisez l'élasticité de la tunique externe qui, ainsi enroulée, ne peut reprendre ses dimensions premières; c'est ainsi qu'une lame de métal, quand elle est portée au-delà de certaine limite, conserve la direction qu'on lui a imprimée. Telle est l'énergie avec laquelle cette sorte d'obstacle organique résiste à l'impulsion du sang, que l'on pourrait plutôt rompre les tuniques artérielles, que vaincre la résistance qu'il oppose à l'issue d'un liquide. Or c'est là l'avantage que je reconnais à la torsion sur la ligature. Dans celle-ci, si vous coupez le lien circulaire qui embrasse le vaisseau, le sang s'échappe aussitôt. Dans la première, au contraire, jamais, quoi que vous fassiez, vous ne rendrez à l'artère l'élasticité dont vous l'avez dépouillée, le vaisseau est définitivement fermé.

Il en est de même de l'*arrachement*, moyen que l'on a aussi proposé pour arrêter les hémorrhagies. Vous savez en effet que des membres entiers ont pu être arrachés sans qu'il soit survenu aucun écoulement de sang artériel. Eh bien ! c'est encore au degré différent d'élasticité dans les tuniques du vaisseau qu'il faut s'expliquer le mécanisme de son oblitération. Vous tiraillez une artère, elle cède et s'allonge ; vous tiraillez plus fort, les tuniques interne et moyenne se rompent et se rétractent dans la cavité du vaisseau, l'externe résiste plus long-temps, mais enfin son élasticité est vaincue ; alors elle se déchire, et les lèvres de la solution venant à se froncer, l'orifice de l'artère se trouve solidement fermée, et le sang vient inutilement se briser contre un obstacle dont il ne peut surmonter la résistance. Nous trouvons donc encore là une nouvelle utilité de l'élasticité.

Perplication. On a désigné sous ce nom un nouveau procédé qu'un auteur allemand , M. Stirling, vient tout récemment de proposer pour arrêter les hémorrhagies. Voici en quoi il consiste. Après avoir isolé l'artère dans une partie de sa longueur, un pouce , par exemple, on traverse ses parois sur le côté avec la pointe d'un petit scalpel. Puis enfonçant, dans l'ouverture faite au vaisseau, les mors recourbés d'une petite pince, on va saisir l'extrémité béante de l'artère; alors retirant la pince en lui faisant suivre en sens inverse le chemin qu'elle a déjà parcouru , on entraîne en même temps le bout du cylindre artériel qui se trouve étranglé en passant par l'orifice étroit pratiqué avec le scalpel. On forme ainsi une sorte de *nœud.* Or voici , d'après l'auteur, quels sont les avantages de cette méthode : d'abord le vaisseau noué ne permet pas au sang de s'écouler au-dehors; ensuite, et ceci mérite d'être examiné , l'extrémité de l'artère ne doit pas nécessairement se mortifier, ce qui permet d'opérer la réunion immédiate de la plaie. M. Stirling, qui est actuellement à Paris, a eu l'obligeance de me promettre de venir dans cette enceinte répéter devant vos yeux la manœuvre de son procédé; il fera en même temps quelques expériences sur une nouvelle opération de la pupille artificielle préconisée en Allemagne, et qui peut-être pourra un jour avoir d'utiles applications sur l'homme.

Ainsi, pour résumer, vous voyez qu'il n'est peut-être pas d'étude plus féconde en déductions physiologiques importantes, que celle qui consiste à envisager les divers tissus de l'économie d'après les degrés différents d'élasticité dont ils jouissent. Je regrette que le temps ne me permette point de pousser plus loin ces recherches. Vous avez pu voir néanmoins quel rôle immense l'élasticité joue dans le mécanisme de la circulation; j'ai dû m'arrêter un peu longuement sur cette question aussi neuve qu'intéressante, car c'est pour n'avoir point tenu compte de cette propriété qu'une foule de physiologistes, du plus haut mérite, ont avancé des opinions erronées qui malheureusement ont encore cours dans la science. Loin de moi toutefois de m'exposer à tomber dans un défaut opposé, et d'exagérer l'importance des explications physiques pour l'interprétation des phénomènes dont l'économie est le siége. Ainsi pourquoi, sous l'influence d'une émotion morale plus ou moins vive, voit-on la face rougir ou pâlir? Pourquoi ces changements de couleur et de température que la peau éprouve sous l'impression de causes aussi nombreuses que variées? Ce défaut d'harmonie entre les mouvements du cœur et la circulation capillaire indique nécessairement qu'il y a là quelque chose de particulier, quelque chose qui n'est pas, jusqu'ici du moins, du domaine de la physique. Il me paraît probable que c'est sous l'influence de l'innervation que s'effectuent ces modifications. C'est ainsi que quand on soustrait à l'action nerveuse une partie quelconque des corps vivants, la circulation ne tarde pas à se troubler et même à se suspendre. Vous vous rappelez à cette occasion les expériences que nous avons faites sous vos yeux dans la première partie de ce cours où nous avons traité des fonctions du système nerveux. Eh bien! voici un chien sur lequel nous avons coupé, il y a six mois, la huitième paire du côté droit. Il ne sera pas sans intérêt pour vous et pour moi, de constater les altérations qu'aura subies le poumon correspondant. Vous savez que dans le cas où l'on ne coupe qu'un seul nerf, on trouve, après quelques jours, le poumon profondément altéré, et réduit souvent à une masse hépatisée; si l'animal ne meurt pas, c'est que l'action d'un seul poumon est suffisante pour l'entretien de la vie.

Je vais d'abord ausculter le bruit de la respiration. Chose singulière! je ne trouve pas de différence notable entre l'un et l'autre côté du thorax; le murmure vésiculaire s'entend également bien. La sonoréité de la poitrine ne diffère pas non plus d'une manière sensible à droite et à gauche. Après votre départ, l'animal sera soumis à l'action de l'acide prussique; et à la séance prochaine, nous procéderons devant vous à l'examen des divers organes, et nous saurons ainsi quelle influence a exercé la section du nerf pneumo-gastrique, sur la disposition anatomique du poumon auquel il se distribue (1).

---

(1) Ce chien ayant été ouvert, on a trouvé le poumon correspondant au nerf coupé, six mois auparavant, parfaitement sain.

VINGTIÈME LEÇON.

MESSIEURS,

Vous vous rappelez cet animal que nous avons sacrifié à la fin de la dernière séance, afin d'examiner l'état de son appareil respiratoire. C'est moi-même qui avais coupé sur lui le nerf pneumo-gastrique du côté droit, et en disséquant avec soin l'ancienne cicatrice, j'ai parfaitement reconnu que la section du nerf avait été complète, et qu'un pouce et demi de sa longueur, à peu près, avait été retranché, ainsi que vous allez vous-même pouvoir vous en assurer. Cependant le poumon est dans l'état le plus normal; il serait impossible, en le comparant avec celui du côté opposé, de trouver dans son aspect ou sa texture la moindre différence. Quand je l'insuffle, son parenchyme aérien obéit et se laisse librement distendre. L'eau que j'injecte par l'artère pulmonaire revient par les veines correspondantes; ainsi les vaisseaux capillaires devaient être perméables au sang pendant la vie.

Ces résultats sont fort curieux; d'autant plus que je ne crois pas qu'on ait eu l'occasion d'examiner le poumon après que six mois s'étaient écou lés depuis la section d'un des nerfs de la huitième paire. Comme les animaux éprouvent, à l'instant où l'on a coupé ce nerf, des troubles notables dans la respiration, il faut bien admettre qu'avec le temps l'organe pulmonaire peut recouvrer toute la liberté et toute l'intégrité de ses fonctions.

Examinons maintenant le point où le nerf a été coupé. Le bout supérieur s'est gonflé, et il forme une espèce de mamelon dur, résistant, ne se laissant point déprimer par les doigts qui le pressent; le bout inférieur présente aussi une sorte de renflement olivaire; mais il est moins volumineux, et sa consistance est plus molle et plus flasque. Bien qu'un pouce et demi du nerf ait été retranché, sa continuité n'est pourtant point interrompue, car ses deux extrémités paraissent réunies par une véritable cicatrice. Vous voyez en effet, qu'il existe entre elles un cordon cellulo-fibreux, qui rétablit manifestement les communications entre les bouts divisés. Mais quelle est la nature intime de cette cicatrice? Est-ce une reproduction nouvelle de la substance nerveuse? Est-ce un tissu fibreux analogue à celui qu'on observe après la guérison des fractures de la rotule ou de la rupture des tendons? Ces opinions ont été soutenues par des anatomistes également recommandables; cependant ni l'une ni l'autre ne me paraît être l'expression fidèle de la vérité. Examinez ce qui se passe après l'opération que vous avez été obligé de pratiquer pour faire la section de nerf. Le foyer de la plaie, d'abord tuméfié, ne tarde pas à se couvrir de bourgeons celluleux; ses parois se rapprochent, se mettent en contact, et finissent par se réunir au moyen de l'adhésion de leurs surfaces. Toutes les parties situées au centre de la solution de continuité, se trouvent ainsi comprises dans une cicatrice commune, mais peu à peu chacune reprend sa position normale, et il ne reste plus au fond de la plaie qu'un cordon résistant, provenant de l'inflammation adhésive, dont le tissu cellulaire ambiant avait été le siége. Tel est le mécanisme d'après lequel s'opère la réunion des deux bouts du nerf qui a été divisé.

Il est des physiologistes qui pensent que, si on laisse un ou deux mois d'intervalle entre la section d'un nerf et la section de l'autre, les animaux survivent; si alors on vient à diviser de nouveau le nerf, en incisant la cicatrice, on a les mêmes effets que quand on coupe le nerf lui-même. Ces résultats viendraient assez à l'appui de l'opinion de ceux qui pensent qu'il se fait une véritable reproduction du tissu nerveux excisé. Toujours est-il que dans le cas que nous avons maintenant sous les yeux, la cicatrice avait pu transmettre comme le nerf lui-même l'influence de l'innervation.

Il paraît aussi que quand on établit un courant galvanique dans le nerf au-dessus de la cicatrice, on voit se développer des phénomènes de contractilité dans l'œsophage, par l'intermédiaire du cordon fibreux. Mais comme tout corps humide a la propriété de transmettre le contact électrique, on ne peut tirer aucune conséquence rigoureuse de ces faits.

Afin de compléter nos recherches sur l'influence que l'innervation exerce sur la circulation capillaire du poumon, nous allons faire de nouveau sous vos yeux la section des deux nerfs pneumogastriques.

Voici un chien sur lequel je veux couper la huitième paire. Je fais une incision entre le bord interne du muscle sterno-mastoïdien, et j'arrive sur la gaîne commune aux nerfs et aux vaisseaux. En général, il faut plutôt se servir d'une tige mousse, quand on veut isoler le nerf, que de l'instrument tranchant, car, en déchirant le tissu cellulaire, vous n'êtes point exposé à blesser quelque organe important.

Je sépare avec le manche de mon scalpel le nerf de la veine et de l'artère, et c'est lui seul maintenant que je soulève avec ma sonde. L'animal ne donne aucun signe de douleur. Il est des cas où le nerf paraît jouir au contraire de la sensibilité la plus exquise, car à peine on y touche qu'on provoque aussitôt des cris et des mouvements convulsifs. Je retranche maintenant la valeur de six à sept lignes du cordon nerveux. L'animal n'a point encore accusé la moindre douleur.

Voici le nerf du côté opposé que je vais mettre à nu. Il n'y a encore aucun trouble notable dans la respiration, mais il est probable qu'il n'en sera pas de même après la section de ce second nerf, car jamais je n'ai vu la vie se prolonger plus de trois ou quatre jours après cette opération. Je pratique maintenant cette section. Vous voyez que l'animal n'a manifesté aucune douleur, il paraît même fort calme, et sa respiration s'exécute librement. Cependant de graves accidents ne vont pas tarder à se manifester, et je vous rendrai compte, dans notre prochaine réunion, des lésions qu'offrira le poumon, car l'animal doit nécessairement succomber.

Voici un autre chien sur lequel je vais également couper les deux nerfs pneumo-gastriques. A peine j'ai eu incisé les téguments que l'animal s'est agité violemment en poussant des cris aigus; aussi, à en juger par son mode d'excitabilité spéciale, il est présumable que la section des nerfs de la huitième paire sera douloureuse. Et en effet, vous venez de voir qu'au moment où je les ai incisés, l'animal a éprouvé un petit mouvement convulsif. Comparez maintenant les effets opposés qu'une même opération vient de déterminer sur ces deux chiens égaux à peu près par la force et par l'âge. Le premier reste toujours assez calme, il garde un repos parfait ; ses mouvements respiratoires se succèdent avec liberté. Le second, au contraire, se débat en tous sens, et parait en proie à une anxiété des plus vives, la suffocation est imminente. Dans les efforts de déglutition qu'il opère en mettant en jeu toutes ses puissances inspiratoires, il avale des quantités assez considérables d'air. Le voilà maintenant qui vomit. Vous savez, en effet, que dans l'acte des vomissements, l'estomac, au lieu de se contracter se dilate, et même c'est pour favoriser cette dilatation que l'animal, par un mouvement instinctif, avale ainsi de l'air. Du reste, ces deux expériences, dont les résultats immédiats sont si différents, doivent vous montrer la nécessité de ne jamais s'empresser de conclure d'un fait isolé ; ce n'est que par de nombreuses observations répétées avec tout le soin, toute l'exactitude possible, qu'on peut arriver à déduire quelques considérations légitimes.

Maintenant, messieurs, M. Stirling va répéter devant vous son procédé de la *perplication ;* ensuite il fera l'application de la méthode qu'il a proposée pour la pupille artificielle. Cette méthode consiste à emprunter un lambeau de cornée transparente à un animal, et à le greffer sur l'œil d'un autre animal. Vous sentez de quelle importance il serait, de pouvoir ainsi appliquer à l'homme cette ressource précieuse de rendre la vision ; car souvent la cécité dépend de l'opacité, de la cornée, les autres membranes et les divers milieux de l'œil étant dans une intégrité parfaite.

M. Stirling prend un chien pour sujet de l'expérience. Il commence par faire une incision sur le trajet de l'artère carotide, puis après avoir mis à nu le vaisseau, il le coupe à sa partie moyenne. Isolant alors le bout supérieur des tissus voisins, il met à nu un demi pouce à peu près de sa longueur; puis avec les mors de la pince recourbée, il saisit l'orifice béant de l'artère et l'engage dans une espèce de boutonnière qu'il a pratiquée avec la pointe de son bistouri. Il répète la même manœuvre sur le bout inférieur. Puis, abandonnant alors l'animal à lui-même, on voit que l'espèce de nœud fait avec les tuniques artérielles, oppose à l'effort du sang une résistance énergique, car il n'y a aucune apparence d'hémorrhagie; il réunit la plaie par première intention, et fait ensuite reconduire l'animal à sa loge, afin qu'on puisse observer ce qui arrivera ultérieurement pour la cicatrisation de la blessure.

Cette *perplication* a été exécutée avec beaucoup de dextérité; l'opérateur n'a pas mis sensiblement plus de temps par ce procédé, qu'il n'en faut pour passer une ligature autour d'une artère.

M. Stirling procède ensuite à l'opération de la pupille artificielle. Il fait d'abord à une ligne de la cornée transparente, une incision quadrilatère, intéressant la sclérotique, la choroïde et la rétine, car l'humeur vitrée est mise à nu; détachant alors le segment formé par ces trois membranes, il résulte de cette perte de substance une ouverture qui est destinée à livrer passage aux rayons lumineux. Adaptant ensuite exactement à la circonférence de cette ouverture, un lambeau quadrilatère de cornée transparente qu'il a empruntée à un autre lapin, l'opérateur le fixe par deux points de suture. Il se sert pour cela d'une petite aiguille très fine, garnie d'un cheveu, et place ces deux points de suture diagonalement l'un à l'angle supérieur, l'autre à l'angle inférieur de la plaie.

M. Stirling affirme que dans les expériences qu'il a répétées précédemment, cette cornée d'emprunt, sans conserver toute sa transparence, reste néanmoins perméable aux rayons lumineux.

Sur un autre lapin, M. Stirling pratique la même opération; seulement au lieu de tailler un segment de cornée sur un animal de la même espèce, il emprunte ce segment à la cornée d'un chien. Il assure que les résultats sont les mêmes; il préfère même ce dernier procédé, car la membrane est, dit-il, plus forte et plus résistante.

Nous verrons dans quelques jours ce qu'il adviendra de ces tentatives, et quel genre d'application on peut en faire à la chirurgie.

VINGT-UNIÈME LEÇON.

MESSIEURS,

Nous allons commencer par vous rendre compte des résultats que nous ont fournis les expériences faites dans la séance dernière sur la section des nerfs de la huitième paire. Le chien qui n'avait donné aucune trace de sensibilité pendant l'opération, est mort au bout de deux jours; l'autre animal a succombé quelques instants après. Chez l'un et chez l'autre vous pouvez constater les lésions survenues dans le parenchyme pulmonaire. Il s'est formé une véritable hépatisation pneumonique. Le sang épanché dans le tissu cellulaire interposé entre les lobules et les vésicules du poumon a rendu cet organe imperméable à l'air; aussi vous avez beau le comprimer il ne crépite plus entre vos doigts; les vaisseaux capillaires, gorgés de sang, ne pouvaient plus admettre dans leur cavité du liquide destiné à être vivifié par le contact de l'oxygène atmosphérique. Par quel mécanisme cet état pathologique du tissu pulmonaire peut-il se résoudre dans le cas où l'on ne fait la section du nerf que d'un seul côté? Ce serait un objet curieux de recherches. Toutefois c'est un fait que vous avez pu vérifier par vous-même dans notre dernière réunion ; et il n'est aucun d'entre vous qui puisse douter maintenant de l'existence de cet important phénomène.

Vous voyez sur ma table un thorax de jeune fille que j'avais fait apporter de l'Hôtel-Dieu pour servir à mes leçons. Le hasard dans cette circonstance nous a singulièrement favorisés. En effet, ce sujet vous présente un cas de pneumothorax, affection que l'on a assez rarement l'occasion d'observer, et qui par cela même mérite de fixer un instant votre attention. Chez cette malade, ainsi qu'on l'observe le plus ordinairement dans ces cas, l'épanchement d'air dans la cavité des plèvres survenu par suite des altérations déterminées dans le poumon par la présence des tubercules; l'ulcération venant à gagner la circonférence de l'organe, perforé son parenchyme, et pour peu qu'une bronche un peu volumineuse communique avec le foyer, il s'établit une fistule. Alors l'air inspiré, passant librement dans la cavité de la plèvre, s'y épanche et détermine des changements notables dans les rapports des organes circonvoisins. Aussi voyez sur cette jeune fille quelle est la disposition du diaphragme. Du côté de l'épanchement ce muscle forme une voûte en sens inverse de celle qu'il présente à l'état normal; car sa concavité regarde la poitrine, et sa convexité l'abdomen. Du côté opposé il offre sa disposition normale; il semble même qu'il remonte plus haut que de coutume, de sorte que la cavité thoracique correspondante devait être rétrécie. Vous sentez combien la respiration devait être gênée, car les piliers du diaphragme agissaient pour ainsi dire en sens inverse. En effet, à chaque effort inspiratoire la courbure des fibres de ce muscle tendant à se redresser, il en résultait l'agrandissement de la cavité abdominale, et le rétrécissement de la cavité thoracique. Or, vous savez, qu'à l'état normal, l'agrandissement de la poitrine s'exécute par l'abaissement du diaphragme, et le refoulement des viscères abdominaux.

Je vais maintenant ouvrir le thorax. A peine mon scalpel a eu pénétré dans la cavité de la plèvre, que vous avez entendu l'air s'échapper en sifflant, vous voyez aussi que le diaphragme s'est affaisé, et qu'il est remonté à sa place accoutumée. Vous avez eu là le phénomène d'une vessie distendue par l'air que l'on vient à crever; ses parois reviennent aussitôt sur elles-mêmes, en raison de leur élasticité.

Le poumon, réduit à peine au tiers de son volume, est refoulé contre la colonne vertébrale, à laquelle il est fixé par des adhérences celluleuses; ces adhérences sont le résultat de pleurésies qui sont probablement antérieures à l'épanchement aérien. Je vais maintenant chercher l'orifice de la fistule. A la partie externe et moyenne du poumon, j'aperçois une petite ouverture circulaire, qui est probablement le point par où l'air venait s'épancher dans la plèvre. Nous pouvons facilement nous en assurer. Pour cela il suffit d'adapter à la trachée artère une canule, et à insuffler de l'air dans les ramifications bronchiques. Vous voyez que c'est bien là l'orifice fistuleux, puisque le tissu pulmonaire ne se gonfle pas en ce point, et que l'air s'échappe librement au-dehors.

Le cœur n'est pas non plus dans sa position ordinaire; au lieu d'être situé de manière à ce que sa pointe puisse venir frapper entre la sixième et la septième côte, il est distant de près de quatre pouces de la paroi thoracique. Aussi je ne doute pas que si on eût ausculté la malade, on n'eût point entendu de premier bruit; mais vous savez qu'à ce dernier degré de la phthisie, on laisse ordinairement les individus s'éteindre tranquillement, sans les fatiguer par un examen qui ne peut servir à prolonger leur existence.

Quelque importante que soit l'étude de l'influence de l'élasticité dans les différentes fonctions de l'économie animale, il me reste encore trop de sujets intéressants à traiter, pour que je puisse m'arrêter plus long-temps sur cette propriété si féconde en déductions physiologiques. Ce n'est pas sans regret que je me vois forcé d'abandonner cette question. Mais le temps me presse, et je veux encore entrer dans quelques développpements sur la formation et la transmission du son dans les tissus vivants.

DE LA PRODUCTION DU SON DANS L'ÉCONOMIE ANIMALE.

Vous savez que le son se développe par suite de l'élasticité des corps. Prenez une tige métallique fixée par une de ses extrémités, et déplacez son extrémité libre, vous la verrez, après de nombreuses oscillations qui diminuent peu à peu d'amplitude, revenir à sa direction première. Le mouvement imprimé à la tige est-il lent, vous n'aurez qu'un simple phénomène d'élasticité; ce mouvement au contraire est-il rapide, les oscillations se succèdent avec plus de vitesse, alors se développent, soit dans l'air, soit dans la tige, des vibrations moléculaires accessibles à nos sens. Ces vibrations se passent dans tous les corps pondérables de la nature; et leur étude si importante pour le physicien, ne l'est pas moins pour le physiologiste, puisqu'elles jouent un très grand rôle dans diverses fonctions de l'économie animale.

Il importe de savoir que ces différentes vibrations peuvent être le résultat de causes mécaniques aussi nombreuses que variées. Quand on frappe sur un corps solide, que se passe-t-il? par suite de l'ébranlement communiqué aux molécules qui le constituent, on développe des vibrations, lesquelles peuvent, ou bien rester concentrées dans ce corps, ou bien se transmettre dans l'air environnant, de manière à produire un son. Or, dans le mécanisme de la formation d'un son, il y a deux temps bien distincts qu'il faut se garder de confondre. Dans le premier, les molécules du corps solide entrent en vibration; dans le second ces vibrations se communiquent à l'air ambiant et deviennent alors perceptibles à l'oreille. Ainsi, l'existence de ce fluide élastique est indispensable pour la propagation du son, ce qu'on prouve en physique par l'expérience suivante : On place sous la cloche de la machine pneumatique un mouvement d'horlogerie muni d'un timbre; on fait le vide; et alors bien que le marteau frappe le timbre, aucun son ne se fait entendre. Rend-t-on un peu d'air, on distingue un petit bruit qui devient de plus en plus intense suivant que la masse d'air qui pénètre sous la cloche est plus considérable. Ainsi donc le son ne peut se propager dans le vide.

Mais il est une distinction importante qu'il faut établir dans les vibrations qui se développent dans les corps solides, distinction sur laquelle M. Cagnard Delatour a particulièrement insisté. Vous verrez que c'est sur elle que repose en grande partie la théorie de l'acoustique animale. Je dis donc qu'il peut se produire dans l'intérieur des corps solides, des vibrations, non susceptibles de se transmettre par l'air, et qui ne deviennent appréciables que quand il y a communication directe entre ces corps et l'oreille de l'observateur. Je les appellerai avec M. Cagnard-Delatour, sons *solidiens*, afin de les distinguer des vibrations qui peuvent se transmettre ou se développer dans l'air. Vous verrez quand nous étudierons les divers bruits produits dans l'économie, de quelle importance il sera pour nous de ne pas confondre les vibrations sonores ordinaires, de ces vibrations solidiennes. N'est-ce pas pour avoir négligé cette distinction qu'on a donné des explications si vicieuses du double bruit du cœur? Ainsi la théorie des sons aériens ne peut s'appliquer à celle des sons solidiens. Vous savez tous qu'un observateur dont l'oreille est appliquée à l'extrémité d'une longue poutre de bois, entend le bruit qu'on détermine en effleurant légèrement l'autre extrémité avec les barbes d'une plume; tandis que les personnes les plus voisines ne perçoivent point le moindre frémissement. Eh bien ! vous avez là un exemple de vibrations solidiennes.

Le stéthoscope lui-même est un simple instrument de physique. Laënnec, cet excellent observateur, imagina d'abord d'ausculter avec un cylindre fait avec du papier, et il se contentait, dans le principe, d'interposer entre son oreille et la poitrine du malade, le cahier de visite roulé sur lui-même. Mais bientôt il reconnut que par ce procédé, le son n'était transmis qu'imparfaitement; et il fut conduit par l'expérience, à substituer au papier un cylindre de bois. Il est probable que Laënnec ne se rendait pas complètement compte de la manière dont agissait l'instrument dont il était l'inventeur; praticien avant tout, il était peu versé dans les connaissances physiques. Cependant, ainsi que je vous le disais, le stéthoscope n'a pour usage que de nous transmettre les vibrations solidiennes développées dans les organes; ce n'est que dans des cas très-rares, qu'il sert de véhicule aux sons aériens. Pourquoi quand vous voulez ausculter un individu, appliquez-vous sur les parois thoraciques, votre oreille nue ou munie du stéthoscope? Parce que les bruits que vous voulez percevoir sont des bruits solidiens. Vous auriez beau chercher à entendre à une certaine distance les battements du cœur d'une personne à l'état normal, vous ne pourriez recueillir aucun son. Ces vibrations produites dans les corps solides ne peuvent être transmises que par des corps solides; il faudrait, pour qu'elles fussent sensibles à distance, qu'elles se transformassent en vibrations aériennes. De même une personne incomplètement sourde n'entend pas le bruit d'une montre située près de son oreille; et au contraire elle l'entend très-bien quand on vient à la placer entre ses dents. En effet, dans ce cas encore, le son est transmis de proche en proche par des corps solides jusqu'à l'organe destiné à en percevoir la sensation.

Mais si des sons solidiens peuvent devenir des

sons aériens, réciproquement des sons aériens peuvent devenir des sons solidiens. C'est surtout dans ces derniers temps que les physiciens se sont spécialement occupés de l'étude de ces phénomènes, qui a été pour eux l'objet de nombreuses et importantes découvertes. Une expérience très-simple suffit pour démontrer l'influence des vibrations sonores sur les vibrations que l'on détermine dans les corps solides. Prenez de la baudruche souple et élastique, et fixez-la par ses bords sur un cadre circulaire de manière à ce qu'elle offre une tension assez marquée; déposez à sa surface quelques grains de sable coloré, puis approchez à quelque distance un timbre que vous faites vibrer avec l'archet. Aussitôt la membrane est ébranlée par des oscillations rapides, les grains de sable sautillent, et, suivant la nature du son produit, affectent des dispositions particulières, des figures déterminées.

Cette expérience vous démontre, de la manière la plus manifeste, que des vibrations aériennes peuvent se transmettre aux corps solides. Mais ce n'est pas tout : les liquides eux-mêmes ressentent l'influence des sons développés, même à de très-grandes distances. Vous sentez combien ceci est important pour nous, puisque la connaissance de ces faits nous rend compte d'une foule de bruits produits dans l'organisme. M. Savard, qui s'est surtout occupé de ces phénomènes physiques, a remarqué que des jets d'eau, qui s'échappent par des orifices très fins, sont influencés, à d'assez grandes distances, par la nature variée des sons que l'on fait entendre, suivant que les vibrations transmises par l'air, ont tel ou tel caractère, le liquide qui tombe affecte des formes différentes.

Ce qu'il nous importe surtout de bien connaître, c'est le mode de transmission du son. Je crois inutile de vous répéter que je ne veux m'occuper ici que de ce qui a rapport aux questions physiologiques et pathologiques. Chaque fois que vous appliquez votre oreille sur le thorax d'une personne que vous voulez ausculter, vous procédez à un acte physique, peut-être sans vous en douter. Et pourtant cet acte, tout simple qu'il vous paraît, ne laisse pas que d'offrir de sérieuses difficultés, quand on veut le soumettre à une analyse rigoureuse. M'étant occupé cette année, d'une manière toute spéciale, de la théorie des bruits anormaux du cœur, j'ai voulu chercher dans les ouvrages de physique des renseignemens sur la nature des sons que développent dans des tuyaux élastiques des courants de liquides. Eh bien! la science est muette à cette égard. Aussi les médecins qui ont voulu donner l'explication de ces différents bruits sont-ils tombés dans les erreurs les plus grossières. Et comment eût-il pu en être autrement? La théorie physique n'existant pas, il était bien impossible qu'ils en fissent de justes applications. C'est pour remplir cette lacune dans la science que je me suis livré à des recherches spéciales, dont j'aurai l'honneur de vous communiquer les résultats dans la suite des ces séances.

Mais revenons à l'étude du son. Je vous disais que tous les corps solides, liquides ou gazeux sont susceptibles de le transmettre. Vous savez aussi que quel que soit son timbre et son intensité, il se propage dans l'air avec la même vitesse ; seulement quand l'air est raréfié le son se transmet moins bien, quand au contraire il est condensé, il se transmet beaucoup mieux. Des expériences récentes ont montré que dans une atmosphère à 16° il parcourt environ 340 mètres par seconde. Du reste cette transmission du son ne se fait qu'aux dépens de son intensité ; de sorte qu'il suit dans sa propagation, la loi des actions à distance.

Les liquides sont d'excellents conducteurs du son, et ils l'emportent de beaucoup sur les gaz par la rapidité et l'exactitude avec lesquels ils le transmettent. On estime à 1453 mètres par seconde, la vitesse de la marche du son à travers l'eau. Ceci est surtout important à connaître pour le médecin. C'est ainsi que dans certains épanchements pleurétiques le bruit que fait l'air en pénétrant dans les ramifications bronchiques, devient beaucoup plus sensible pour l'oreille appliquée sur la paroi pectorale. Vous connaissez tous ce retentissement particulier de la voix que Laënnec a désigné sous le nom d'égophonie. Ce n'est qu'une conséquence physique et matérielle du passage du son à travers le liquide qui comprime le tissu pulmonaire. L'expérience la plus vulgaire ne démontre-t-elle pas chaque jour cette propriété des liquides de transmettre les vibrations sonores ? Qui ne sait qu'un nageur plongé dans l'eau entend la voix d'un interlocuteur placé sur le rivage?

Les corps solides, vous ai-je dit, sont aussi d'excellents conducteurs du son. Ils jouissent de cette faculté à un degré d'autant plus prononcé qu'ils sont eux-mêmes plus élastiques et plus aptes à entrer en vibration. Aussi quand vous voulez percevoir un bruit développé dans un corps solide, vous préférez appliquer immédiatement votre oreille que de vous servir de l'intermédiaire de l'air. Pourquoi ausculte-t-on au lieu d'écouter à distance? Parce que pour pouvoir distinguer des vibrations solidiennes, il faut que le son soit transmis par un corps solide ou liquide; les fluides aériformes n'étant pas d'aussi bons véhicules des sons de cette nature.

Il faut bien connaître toutes ces questions de physique, pour se permettre d'inventer des instruments. Vous connaissez toutes les modifications que l'on a fait subir au stéthoscope de Laënnec, chacun ayant voulu le perfectionner à sa manière. Mais il s'en faut de beaucoup que ces essais aient toujours été heureux. Vous voyez étalés sur ma tables les principaux échantillons de ces différents genres de stéthoscopes perfectionnés, et parmi le nombre il en est peu qui me paraissent construits d'après de sages indications physiques. En voici, par exemple, un qui me paraît fort bizarre; j'ignore quel est son auteur. Il est composé d'une sorte de long boyau élastique, terminé par un renflement à ses deux extrémités, dont l'une doit être appliquée à l'oreille de l'observateur, et l'autre sur la paroi thoracique. Je défie qu'avec un pareil instrument on puisse arriver à apprécier des nuances délicates. Les substances telles que le caoutchouc, ne transmettent point les vibrations à la manière d'un corps solide et vibratile. Ne savez-vous pas que dans les machines à vapeur, on entoure les différents rouages de disques élastiques, afin d'amortir l'intensité du bruit?

Cet autre que vous voyez est un stéthoscope vaginal. Il est formé par une longue tige en bois, recourbée à une de ses extrémités; celle-ci doit être introduite par le vagin et appliquée sur l'enveloppe membraneuse du fœtus, tandis que l'autre extrémité sera mise en contact avec l'oreille. Ce mode d'auscultation me semble rationnel, et l'instrument construit d'après des principes d'une physique raisonnable. Toutefois il vaudrait mieux qu'il ne fût composé que d'une seule pièce, au lieu d'être articulé à sa partie moyenne, car le son se transmet bien mieux dans un cylindre dont la continuité n'est pas interrompue. C'est un accoucheur,

M. Nauche, qui a imaginé cet instrument. Voici sans doute le but qu'il s'est proposé. Il a voulu, en appliquant le cylindre acoustique sur le col de l'utérus ou sur les membranes elles-mêmes, diminuer la longuenr du trajet que le son doit parcourir, quand on ausculte à travers la paroi abdominale. On conçoit en effet que, comme les liquides sont bons conducteurs du son, les vibrations solidiennes, développées par le cœur du fœtus, se transmettent à travers les eaux de l'amnios, au stéthoscope appliqué à l'oreille de l'observateur.

Je ne pousserai pas plus loin l'examen de ces instruments qui sont tous construits d'après le modèle proposé par Laënnec; ils représentent un cylindre de bois, car cette dernière substance paraît être la plus convenable pour la transmission des sons solidiens. Le stéthoscope le plus généralement employé aujourd'hui, est celui de M. Louis, dont le principal avantage est dans ses petites dimensions. Enfin un jeune docteur, M. Montault, m'a remis au commencement de cette séance, un instrument pareil à celui de M. Louis, si ce n'est qu'il y a adapté un moyen de mensuration; c'est un ruban divisé, sur une de ses faces, en centimètres, sur l'autre, en pouces et en lignes, et qui s'enroule sur un axe mobile, placé à une extrémité du cylindre.

Tant est-il que les stéthoscopes ne sont autre chose que la preuve physique de la transmission du son par les corps solides. C'est ainsi qu'on peut juger des modifications que subissent les bruits développés dans les parenchymes par les lésions survenues dans leur texture. Le tissu du poumon est-il raréfié comme dans l'extrême vieillesse, l'oreille appliquée sur la paroi pectorale, perçoit à peine le faible murmure de la respiration; si au contraire ce tissu devient dense et compacte par suite de l'accumulation de tubercules en une masse solide, vous entendez alors l'air pénétrer bruyamment dans les ramifications bronchiques.

Voilà un premier aperçu sur la production et la transmission du son dans les différents corps de la nature. Comme je ne fais point ici un cours de physique, je n'ai fait qu'effleurer ces questions, mon but n'étant que de vous donner quelques idées générales sur des phénomènes qui vont être l'objet de nos études ultérieures. Mais persuadez-vous bien que sans des notions bien précises sur le mécanisme physique de ces bruits, vous pourrez tout au plus imaginer des suppositions ingénieuses, mais jamais vous ne parviendrez à établir une théorie sur des bases solides et véritables.

VINGT-DEUXIÈME LEÇON.

Messieurs,

Je ne reviendrai pas sur les considérations générales dans lesquelles je suis entré dans la séance dernière; nous allons maintenant étudier, par la voie expérimentale, les différents bruits qui se produisent dans le corps de l'homme.

Vous vous rappelez la distinction importante et fondamentale que nous avons établie entre les vibrations solidiennes et les sons aériens; je crois avoir assez longuement insisté sur la nécessité de ne point les confondre. Ce qu'il importe aussi de bien connaître, c'est le mode de production du son. En effet, il n'est pas indifférent qu'il résulte d'un frottement ou d'un choc; tel son provenant de l'alongement d'un corps élastique n'est pas celui que détermine un simple ébranlement moléculaire. Toutes ces questions sont plutôt du domaine de la physique que de la physiologie proprement dite; mais telle est l'importance qu'elles acquièrent en séméïotique, que le médecin ne peut négliger leur étude sans s'exposer à donner des interprétations vicieuses et erronées des phénomènes soumis à son observation.

Quand un corps solide est heurté par un autre

corps solide, il en résulte un *bruit de choc.* C'est ainsi que quand elles sont rapprochées brusquement, les deux mâchoires, les arcades dentaires frappent l'une contre l'autre, et l'on obtient ce qu'on appelle le claquement des dents.

C'est là un exemple bien sensible d'un bruit de choc développé dans l'économie. Remarquez, je vous prie, les caractères particuliers de ce bruit, car il nous faudra dans un instant, bien le distinguer de ceux qui se produisent autrement que par la rencontre de deux corps solides.

Voici à quels signes vous pourrez facilement le reconnaître : Tout bruit de choc est net, court, instantané. Pour que le son pût se prolonger, il faudrait que les corps se trouvassent dans des conditions d'élasticité toutes spéciales. C'est ainsi que quand le marteau frappe le timbre d'une horloge, les vibrations ne s'arrêtent pas subitement, et elles sont encore perceptibles à l'oreille pendant quelques instants. Mais tel n'est point ce que l'on entend communément par bruit de choc; et la meilleure idée que vous puissiez vous en faire, c'est, je le répète, le claquement des dents.

Voulez-vous un autre exemple d'un son développé dans l'économie par la rencontre brusque de deux corps solides? Observez ce qui se passe quand on réduit une luxation. A l'instant où la tête de l'os entre dans la cavité articulaire, le chirurgien entend un bruit sec et caractéristique. Quelle a été la cause de ce bruit? Évidemment le choc des deux surfaces articulaires, au moment où leurs rapports se trouvent subitement rétablis. Je suis aussi porté a croire que le petit *claquement* que l'on fait même entendre en se tordant les doigts est de la même nature. Comment, en effet, le produit-on? En détournant un peu les surfaces articulaires de leur contact immédiat. Or, celles-ci sont lisses, polies, élastiques; en un mot, elles réunissent les conditions favorables au développement d'un bruit par le choc.

Vous savez que quand on ausculte ces bruits du cœur du fœtus à travers les parois abdominales de la mere, on entend manifestement le tic-tac de l'organe. Mais de plus l'oreille perçoit des bruits dépendant évidemment de ce que le corps du fœtus vient heurter les parois de l'utérus, ce choc, vous le pensez bien, ne peut jamais être très intense; d'abord, parce que la matrice est molle et peu élastique; en second lieu, parce que le fœtus est plongé au milieu des eaux de l'amnios. Or, les liquides apportent un obstacle assez grand au choc des corps solides; ainsi, deux boxeurs qui lutteraient dans l'eau ne pourraient se faire d'aussi graves contusions que s'ils sont dans l'air. Néanmoins vous distinguez manifestement des bruits résultant du contact subit du fœtus contre les parois utérines; mais remarquez que ce ne sont là que des vibrations solidiennes, qui ne sont point de nature à se transmettre par l'air; aussi pour les entendre, êtes-vous obligé d'appliquer immédiatement l'oreille sur l'abdomen, ou bien de vous servir du cylindre acoustique.

Il y a une autre espèce de bruit de choc dont la connaissance exacte excite un immense intérêt sous le point de vue physiologique et pathologique. Je veux parler de celui qui résulte du choc du cœur contre la paroi pectorale. C'est là une question délicate sur laquelle on est loin d'être d'accord, malgré les nombreuses recherches auxquelles on s'est livré dans ces derniers temps. Combien de théories ont déjà été proposées pour l'explication de ce phénomène de simple physique? Sans doute les efforts des médecins qui ont cherché, par des travaux consciencieux, à trouver la solution de ce problème sont louables et honorables; et s'ils ont été infructueux, il faut surtout l'attribuer à l'état peu avancé des sciences physiques, quant à l'objet qu'ils avaient à examiner. Avant de pouvoir appliquer les lois physiques à l'étude des bruits du cœur, il eût fallu les découvrir, ces lois; car, ainsi que je vous l'ai fait observer, la science est loin d'être faite à cet égard.

L'année dernière, plusieurs médecins honorables se réunirent à Dublin, afin d'associer leurs travaux et leurs lumières pour décider cette grande et importante question des bruits du cœur. Les résultats auxquels ils sont parvenus ne me paraissent point être l'expression rigoureuse des faits; mais on ne peut trop applaudir à l'intention qui les a guidés; c'est toujours ainsi qu'il faudrait procéder dans les sciences.

Nous allons maintenant vous soumettre nos opinions à cet égard. Nous répéterons sous vos yeux les expériences sur lesquelles nous appuyons la théorie que nous avons proposée, et qui nous semble la seule exacte. Ce sera toujours avec empressement que nous accueillerons les objections que vous pourrez nous adresser sur les conséquences que nous déduirons des faits soumis à votre observation. Car, avant tout, c'est la vérité qu'il importe de trouver. Il vaut mille fois mieux avouer franchement qu'on s'est trompé, et qui ne se trompe? que de s'obstiner par amour-propre, ou par tout autre motif, à défendre une théorie défectueuse. Pour moi, je suis prêt à renoncer à mes opinions sur la nature des bruits du cœur, aussitôt qu'on m'aura démontré que je me suis égaré. Mais, quant à présent, je déclare hautement que mes convictions sur le sujet qui va nous occuper, sont pleines et entières.

DES BRUITS NORMAUX DU COEUR.

Le cœur dans son état normal, chez un sujet qui jouit de la santé la plus parfaite, produit *presque toujours* des bruits; je dis *presque toujours*, car vous verrez qu'il est des circonstances où ces bruits cessent d'être appréciables. C'est surtout depuis les travaux de Laënnec, que leur étude a fixé l'attention des médecins. Toutefois les mots de *battements* de cœur, de *palpitation*, si usités dans le monde, vous indiquent assez que depuis long-temps on sait que l'organe central de la circulation fait entendre des bruits, souvent reconnaissables à l'oreille, placée à distance. Personne n'ignore qu'une émotion subite, des impressions morales vives, augmentent leur intensité. Voyez sur la scène ces acteurs qui portent sans cesse la main vers leur cœur pour exprimer la nature des sensations qu'ils éprouvent.

Laënnec, le premier, distingua dans chacune des pulsations du cœur, deux bruits successifs, mais distincts : arrêtons-nous un instant sur les caractères physiques de ces bruits. L'oreille appliquée médiatement ou immédiatement sur la poitrine perçoit une sorte de tic-tac, c'est-à-dire, deux sons brusques, courts, instantanés, ne se prolongeant pas. Or, telle est, vous vous le rappelez, la nature des bruits qui résultent du choc de deux corps solides. Ainsi donc nous constatons ce premier fait : que les deux bruits du cœur dépendent d'un choc, puisque physiquement parlant, il est impossible de leur attribuer une autre origine.

Poursuivons. Je vous disais qu'il est certaines

circonstances où ces bruits viennent à manquer. Ainsi, par exemple, si vous prenez un chien dont le thorax est spacieux, et que vous le couchiez sur le dos, vous n'entendez plus le tic-tac du cœur; quand, au contraire, vous avez remis l'animal sur ses quatre pattes, les bruits sont manifestes. Qu'avez-vous fait dans ce cas? Vous avez éloigné des parois pectorales le cœur, qui, par son propre poids et la laxité de ses attaches membraneuses, s'est porté vers la colonne vertébrale. D'où il faut conclure que les relations des organes renfermés dans la poitrine, avec les parois de cette cavité, sont fort importantes pour le développement et la transmission des bruits du cœur.

Ce qui arrive sur des animaux dont le thorax a beaucoup d'étendue dans le diamètre sterno-vertébral, s'observe quelquefois chez l'homme, sous l'influence de causes morbides. Ainsi il m'est arrivé de rencontrer des individus dont les *battements* du cœur avaient complètement disparu. Et cependant la circulation était libre, la respiration facile, tous les grands appareils fonctionnaient comme à l'état normal. Il faut donc qu'il y ait là une raison physique et mécanique qui s'oppose à la production de ces bruits. Si, en effet, tantôt ils existent, et tantôt n'existent pas, pourquoi cette différence? La théorie va nous l'apprendre.

Voici maintenant comment je crois pouvoir me rendre raison de la production de ces sons cardiaques. Occupons-nous d'abord du premier bruit.

Premier bruit. Le cœur placé dans la cavité de la poitrine est maintenu dans une certaine position, au moyen du péricarde et des vaisseaux nombreux qu'il émet et qu'il reçoit. Chaque fois que ses ventricules se contractent, la pointe de l'organe vient, par une sorte de mouvement de bascule, heurter la paroi thoracique. C'est là un premier fait sur lequel tout le monde est d'accord. Tous les observateurs ont parlé de choc du cœur à la hauteur du cartilage de la cinquième ou sixième côte. Ainsi donc voilà un organe très dur et très élastique, par suite de la contraction énergique de ses fibres, qui vient frapper contre la face interne des parois pectorales. Or, ces parois sont-elles susceptibles d'entrer en vibration ? Personne ne pourrait le nier. Il suffit de jeter un coup-d'œil sur les propriétés physiques des os et des cartilages, qui en constituent la charpente, pour s'assurer qu'elles réunissent les conditions les plus favorables à la production du son.

N'est-ce pas d'ailleurs sur cette sonoréité des parois thoraciques qu'est basée toute la théorie de la percussion ? Quand votre doigt vient frapper la poitrine, vous obtenez un son ; de même quand le cœur vient choquer cette même poitrine, vous devez également perçevoir un son. Je ne vois aucune différence entre ces deux modes de percussion, par cela même je ne pourrais m'expliquer que les résultats fussent différents. Qu'importe, en effet, que ce soit la face interne ou externe de la paroi pectorale contre laquelle ce choc soit produit. Supposez une membrane tendue, et frappez-la par-dessus ou par-dessous, le son que vous obtiendrez ne sera-t-il pas toujours semblable à lui-même? Ainsi, du moment qu'on admet que la pointe du cœur vient heurter le thorax, et aucun physiologiste n'a jamais nié ce phénomène, il faudra bien reconnaître qu'il doit nécessairement en résulter un bruit. Mais nous avons vu que les sons cardiaques sont doubles, qu'ils constituent un véritable tic-tac. Eh bien! c'est au moment même où la pointe du cœur frappe la paroi thoracique que le premier bruit, le tic, se fait entendre. Nous verrons plus tard quelles explications on a proposées pour rendre compte de ce phénomène; ce que je veux seulement vous faire bien constater maintenant, c'est la coïncidence parfaite de ce premier bruit avec le choc de la pointe de l'organe.

Pourquoi, quand vous voulez ausculter, êtes-vous obligé d'appliquer médiatement ou immédiatement l'oreille sur la région précordiale? Parce que les vibrations produites par cette percussion du cœur contre le thorax, sont des vibrations solidiennes, non susceptibles d'être transmises par l'air. Or, remarquez que c'est au niveau de l'intervalle de la cinquième et de la sixième côte que ce premier bruit a son maximum d'intensité, c'est-à-dire, à l'endroit même où le choc s'effectue. Plus vous vous éloignez de ce point, plus le son décroît; puis il finit enfin par s'éteindre. Vous voyez donc qu'il suit les lois de la propagation du son : il s'affaiblit en se propageant.

Ces vibrations solidiennes, qui dans les circonstances ordinaires, sont inappréciables à distance, peuvent quelque fois passer à l'état de sons aériens. C'est surtout chez les sujets maigres, chez les jeunes femmes dont les côtes sont minces et les cartilages fort élastiques, qu'on peut constater ce phénomène. Vous connaissez tous ces battements tumultueux du cœur, que l'on désigne sous le nom de palpitation. Il n'est pas rare, dans ces cas, de voir la paroi pectorale fortement soulevée à chaque contraction ventriculaire. Telle est même quelquefois l'énergie de ces chocs de l'organe contre la poitrine, que la couche du malade en est ébranlée, que les parois de l'appartement résonnent, et que les personnes placées à une assez grande distance, entendent parfaitement ces bruits cardiaques.

Vous n'avez qu'à entrer dans une des salles de nos hôpitaux, où se trouvent des phthisiques, pour constater ces faits au moment de l'exaspération de la fièvre hectique. Ainsi, à l'état sain comme à l'etat pathologique, il suffit que l'intensité du choc du cœur contre la poitrine augmente, pour que des sons solidiens se transforment en vibrations aériennes.

N'allons pas plus loin aujourd'hui. Ce que je veux bien vous faire constater, c'est que le premier bruit est lié intimement avec le choc de la pointe du cœur sur la paroi pectorale. Je vais maintenant appuyer ces assertions sur quelques expériences. Nous n'allons pas prendre de mammifères, car ces animaux ne sont pas dans des conditions physiologiques favorables pour la démonstration de ces faits; car, à peine le thorax est ouvert que la respiration se trouble, les mouvements du cœur devienneut désordonnés, et la vie cesse immédiatement. Les oiseaux, au contraire, sont très propres à ce genre d'étude. Chez eux, en effet, l'air au lieu de rester emprisonné dans le poumon, comme chez les mammifères, ne fait, pour ainsi dire, que franchir ces organes pour aller dans de larges cellules abdominales et thoraciques qui lui servent de réservoir. Aussi on peut impunément ouvrir la poitrine d'un oiseau, il ne survient dans les grandes fonctions qu'un trouble léger, et la vie peut encore se prolonger longtemps.

Nous allons faire nos expériences sur cette pie. En appliquant la main et mieux l'oreille sur le thorax de cet animal, on distingue parfaitement le double tic-tac du cœur. Voyons maintenant ce que nous observons quand le sternum aura été enlevé. Voilà le cœur mis à nu. Vous l'apercevez s'agitant dans la cavité pectorale, et à chaque contraction ventriculaire, sa pointe est énergiquement projetée en avant. J'ai beau maintenant ausculter, je n'entends plus les deux bruits; on ne perçoit qu'un léger frôlement provenant des frottements que l'organe exerce contre les membranes avec lesquelles il est en contact. Vient-on à remettre le sternum en place, oh! alors, et plusieurs d'entre vous peuvent s'en assurer, le tic-tac reparaît et devient de nouveau parfaitemant appréciable à l'oreille.

Si je substitue un morceau de carton au sternum, le phénomène deviendra encore plus sensible. En effet, vous voyez que chaque fois que le cœur se contracte, sa pointe vient heurter le carton, le soulève avec force, et quand j'applique le stéthoscope je distingue un bruit parfaitement manifeste, moins clair il est vrai, que pour le sternum, parce que les conditions physiques ne sont pas aussi favorables pour la production de la vibration solidienne. Si vous exposez au choc de l'organe durant la systole des ventricules des corps sonores, tel par exemple, qu'un petit tambour de basque, ainsi que je le fais maintenant, vous entendez de l'extrémité de l'amphithéâtre des sons manifestes.

Mais on a voulu nous faire une objection, et l'on a dit : « Si on applique le stéthoscope sur le

» cœur ainsi mis à nu, et qu'on écoute, on entend
» très-bien le tic-tac. » Sans doute on l'entend, et comment pourrait-il en être autrement? Le stéthoscope étant un excellent conducteur des sons solidiens, doit nécessairement transmettre à l'oreille le choc du cœur contre son extrémité. Vous avez là les conditions les plus heureuses pour le développement d'un bruit, et pour sa transmission prompte et facile.

On a dit aussi : « Si vous placez une membrane
» souple entre le cœur et le stéthoscope et que
» vous auscultiez, vous distinguerez encore le
» tic-tac de l'organe. » L'explication de ce phénomène est aussi simple que pour le fait précédent. Partout en effet où la pointe du cœur pourra frapper sur une surface capable de produire un son, partout vous obtiendrez des résultats identiques. Mais comme les vibrations déterminées par ce choc sont de la nature de celles que nous avons nommées *solidiennes*, jamais vous ne pourrez les entendre à distance, à moins toutefois que l'intensité dans l'impulsion du cœur, ou la sonoréité très-grande de la surface qu'il vient heurter ne transforme ces vibrations en sons aériens. Mais ce n'est là qu'un cas exceptionnel qui, bien loin de détruire la loi générale, ne tend au contraire qu'à la confirmer.

VINGT-TROISIÈME LEÇON.

Messieurs,

Vous savez l'importance que j'attache pour l'étude des bruits du cœur, à ce que l'on distingue bien ceux qui appartiennent à l'état physiologique de ceux qui se développent sous l'influence de causes morbides. C'est là un point fondamental qui doit servir de base à toute saine théorie. Aussi traiterons-nous à part des bruits normaux et des bruits accidentels ou anormaux.

Nous avons vu que c'est au moment où les ventricules se contractent, que la pointe du cœur vient heurter la paroi pectorale. C'est même un phénomène tellement vulgaire, qu'il n'est personne qui n'ait pu constater sur lui-même ce choc de l'organe, que l'on désigne dans le monde sous le nom de *battements* de cœur. Mais si tous les physiologistes sont d'accord sur ce point, il n'en est plus de même quand il s'agit d'expliquer le mode de production des deux bruits. On convient bien qu'il y a *coïncidence* entre le *tic* et le choc sur la poitrine, mais on se refuse à admettre que ce soit ce choc qui produise un son. Et pourtant, quoi de plus naturel ? quoi de plus en harmonie avec ce qu'apprennent l'expérience et le simple raisonnement? Pour pouvoir nier ces résultats, il faut donc refuser à la paroi thoracique la propriété de résonner quand elle vient à être frappée par un corps solide ; il faut refuser au cœur la propriété de développer un bruit quand il heurte une surface retentissante. La première hypothèse n'est pas soutenable ; la seconde tombe devant l'expérience la plus grossière. En effet, prenez dans votre main, et serrez avec vos doigts le cœur d'un animal vivant, vous serez frappé, je dirai même confondu, de l'énergie avec laquelle ses fibres se contractent. Je vous engage à vous procurer cette sensation, sur un cheval, par exemple ; car ce sont là de ces choses qu'il faut vérifier par soi-même, afin de pouvoir les apprécier à leur juste valeur.

J'admets pour un instant que les bruits du cœur sont indépendants du choc de l'organe contre la poitrine : maintenant je vous prierai de m'expliquer pourquoi, sous l'influence d'une hypertrophie, ou d'une accélération subite dans la circulation, les battements augmentent d'*intensité*, pourquoi on peut quelquefois les entendre à *distance*? Supposez un homme dans les transports d'une violente colère : sa face est injectée, plus de sang afflue vers tous ses organes, son cœur vient frapper *bruyamment* contre la paroi thoracique. Eh bien! quelque hypothèse que vous supposiez, vous pourriez bien expliquer cette *accélé-*

ration dans l'action du cœur, mais jamais cette *intensité* plus *grande* dans les bruits normaux. En effet, que dans un temps plus de sang afflue vers le cœur, les contractions ventriculaires augmenteront de fréquence, mais cela n'influera nullement sur les vibrations que vous supposez se produire dans l'organe lui-même. Et pourtant, telle est alors l'intensité des bruits cardiaques, qu'à chaque pulsation la paroi pectorale retentit à distance, et que des sons solidiens à l'état ordinaire, se transforment en vibrations aériennes. C'est ainsi que le cœur d'un homme d'une constitution chétive et misérable, peut, dans certaines circonstances, faire plus de bruit que celui d'un individu aux formes athlétiques.

Vous voyez donc que tout concourt à démontrer que les battements du cœur sur le thorax sont accompagnés de sons. Je dis plus : pour quiconque a observé les conditions physiques de ces parties, ce serait un phénomène presque miraculeux que les choses pussent se passer autrement. Laënnec avait parfaitement remarqué que le point où l'intensité du premier bruit est le plus considérable, correspond précisément à l'intervalle qui sépare les cartilages des cinquième et sixième côtes sternales. Eh bien! tel est, vous vous le rappelez, l'endroit où la pointe du cœur vient heurter. Et remarquez bien que dans les différentes théories que l'on a proposées pour l'explication des bruits cardiaques, il est impossible de se rendre compte du développement plus intime du *tic* dans le point que nous venons de mentionner. Ce phénomène me semble encore un argument bien puissant en faveur de l'opinion que je professe. Que vous attribuiez la production du double bruit soit aux contractions des fibres du cœur, soit au choc du sang contre ses parois, soit au claquement des valvules, soit enfin à la collision des molécules sanguines, jamais, je le répète, vous ne donnerez une explication satisfaisante de cette intensité plus grande en un point limité.

Nous allons répéter devant vous une expérience qui a déjà été faite par un de nos anciens collaborateurs, M. Bouillaud, qui a pensé que les résultats qu'elle présentait étaient opposés à ceux que nous avons obtenus. Notez bien que dans les explications que nous vous avons développées jusqu'à présent, il ne s'agit toujours que des bruits normaux; car, pour les bruits accidentels qui se lient à un état pathologique, nous verrons bientôt qu'ils sont d'une tout autre nature, et que le mécanisme de leur développement est tout particulier.

Expérience. Avant d'enlever le sternum sur ce coq, je vais ausculter le cœur. Je distingue parfaitement le tic-tac, car chez ces animaux les bruits cardiaques sont très forts et très faciles à bien entendre. Voici l'organe mis à nu; vous voyez toujours ce que j'ai déjà eu occasion de vous faire observer, savoir ce balancement du cœur, dont la pointe est projetée en avant à chaque contraction ventriculaire.

Je vous prierai aussi de remarquer que, contrairement à une opinion émise récemment, cet organe se raccourcit en même temps qu'il se contracte. Si maintenant que le sternum est enlevé j'applique mon oreille sur la paroi thoracique, je ne distingue plus qu'un léger frémissement, provenant des vibrations des membranes sur lesquelle cœur repose. Afin que l'expérience soit plus complète, je vais passer une anse de fil près de sa base, et le soulever de manière à empêcher son contact avec les tissus voisins. J'ausculte de nouveau. Malgré toute l'attention que j'y mets, il ne m'est plus possible de distinguer aucun bruit qui rappelle le tic-tac du cœur. J'engage ceux d'entre vous qui peuvent rester après la séance, de s'assurer par eux-mêmes de l'exactitude de ces résultats.

Vient-on à placer le stéthoscope le plus près possible de l'organe, en évitant toutefois qu'il ne touche à ses parois, on n'entend aucun bruit. Si l'instrument est mis en contact immédiat avec le cœur, oh ! alors vous percevez facilement un double choc; mais vous vous rappelez l'explication que je vous ai donnée de ce phénomène; car dans ce cas, le stéthoscope représente le sternum, et même il offre des conditions physiques plus favorables pour la formation et la transmission du son.

Il s'agit maintenant de montrer que sur un mammifère on peut, sans enlever le sternum, empêcher les battements du cœur de se développer. Le procédé est fort simple : Voici un chien sur lequel on entend de la manière la plus distincte le double bruit. Vous vous rappelez à cette occasion que je vous ai fait observer qu'il suffit souvent de coucher ces animaux sur le dos, pour que le tic-tac disparaisse par suite de l'éloignement de l'organe de la paroi antérieure du thorax. Chez celui-ci il n'en est pas ainsi, car quelqu'attitude que nous lui donnions, les sons cardiaques restent toujours perceptibles. Mais revenons à notre expérience.

Il est évident que si le premier bruit dépend du choc du cœur contre la poitrine, on doit en empêchant ce choc, empêcher en même temps le bruit. C'est là une conséquence rigoureuse; voyons ce que les faits vont nous démontrer. Je fais une petite ouverture à la paroi pectorale de ce chien, et j'y introduis une petite verge métallique, que je glisse au-devant de la face antérieure du cœur; observez, je vous prie, avec quelle force la tige est soulevée à chaque contraction des ventricules: quand on applique le doigt à son extrémité on sent qu'il est brusquement heurté, et même on éprouve une impulsion, dont on serait loin, *à priori*, de soupçonner l'énergie. Si maintenant je presse sur la tige métallique, je repousse le cœur en arrière, et le refoule quelque peu vers la colonne vertébrale; par conséquent il ne peut plus venir choquer par sa pointe contre la poitrine. Eh bien! si dans de semblables conditions vous venez à ausculter, ainsi que je le fais maintenant, vous n'entendez plus le tic-tac caractéristique. L'oreille est bien encore frappée par des sons obscurs et profonds qui proviennent du frottement de l'organe contre les tissus membraneux qui l'enveloppent, mais il y a loin de ces vibrations confuses aux bruits clairs et distincts qu'on perçoit à l'état normal.

Ces résultats, que nous fournissent nos expériences, se présentent assez fréquemment dans la pratique, quand on examine avec soin les malades. Nous parlerons plus tard de ces circonstances pathologiques. Mais même dans l'état le plus parfait de santé il peut se faire que vous auscultiez un individu sans pouvoir distinguer le premier bruit. A quoi cela tient-il? A ce que le bord inférieur du poumon gauche vient s'interposer entre le thorax et la pointe du cœur; car alors son tissu spongieux et aérien joue le rôle d'un coussinet, destiné à amortir le son provenant de la percussion de la paroi pectorale.

Nous pouvons faire une expérience inverse de la précédente; les résultats seront les mêmes, seulement le mécanisme sera différent. En effet, si au lieu de placer la tige métallique au-devant du cœur, je la fais pénétrer par derrière, puis ensuite si je m'en sers comme d'une sorte de levier pour soulever cet organe et l'appliquer immédiatement contre le thorax, vous cesserez d'entendre le premier bruit. Ces faits ne confirment-ils pas pleinement notre théorie? Voici en effet les explications toutes naturelles de ce phénomène, si singulier en apparence. Pour que le cœur vienne frapper la poitrine, il faut bien qu'il en soit placé à quelque distance pour qu'il puisse, pour ainsi dire, prendre son élan. Venez-vous à le refouler vers la colonne vertébrale, il se trouve trop éloigné du thorax pour pouvoir le heurter. Venez-vous au contraire à l'appliquer étroitement contre la paroi pectorale, il ne peut s'écarter assez pour produire un choc. Ainsi donc c'est par l'absence de ce choc de l'organe dans ces deux circonstances, que je m'explique la disparition du premier bruit.

Les observations cliniques viennent, ainsi que je vous le disais, à l'appui de ces données que fournit l'expérience.

C'est ainsi qu'un épanchement liquide ou gazeux dans la cavité des plèvres, distend ces membranes et déplace le cœur, dont il change les rapports avec le thorax, de la même manière que la tige métallique dont je me suis servi. Aussi, n'est-il pas rare dans ces cas, de voir le premier bruit manquer complètement. Voyez encore ce qui se passe dans ces hypertrophies de l'organe central de la circulation. D'abord le son devient plus sourd, ce qui dépend du volume plus considérable de son tissu; puis, il croît d'intensité; car la pointe du cœur vient heurter avec plus de force la paroi pectorale. Mais arrive bientôt une période où l'organe se trouve trop gros pour se mouvoir dans la cavité thoracique; et alors vous voyez la poitrine soulevée fortement à chaque contraction ventriculaire, mais vous chercheriez en vain à distiuguer les sons cardiaques. Au tic-tac a succédé un simple frémissement vibratoire. Je répète, pour l'avoir observé un grand nombre de fois, que dans les cas où le cœur acquiert un volume énorme, il n'y a plus de choc, partant plus de bruit.

C'est ainsi que nous croyons que ces faits physiologiques et pathologiques peuvent être interprétés d'une manière satisfaisante. Sans doute il reste encore beaucoup de points obscurs, beaucoup de problêmes difficiles, ou même impossibles à résoudre dans l'état actuel de la science. Mais je crois être dans la bonne voie, dans la voie du progrès. Aussi, jusqu'à nouvel ordre, je persiste à soutenir la théorie que j'ai proposée, car elle est basée sur des recherches nombreuses et un examen consciencieux.

VINGT-QUATRIÈME LEÇON.

MESSIEURS,

Vous avez vu jusqu'à présent que la question des bruits du cœur soit normaux, soit accidentels, est une question tout expérimentale. Si l'on s'en tenait aux simples renseignements fournis par d'anciennes théories physiologiques, on tomberait à chaque instant dans les erreurs les plus graves. Mais en ne consultant que les observations faites avec soin sur les animaux et l'homme vivant, on est sûr de ne point s'écarter de la ligne que l'on doit suivre quand on veut arriver à des résultats positifs. Toutefois pour être en droit d'émettre ou d'embrasser une opinion quelconque, relativement au sujet qui nous occupe, il ne suffit pas d'être bon praticien, d'avoir un esprit juste et éclairé; il faut encore posséder les notions physiques indispensables, pour savoir apprécier les divers phénomènes offerts à l'observation.

Nous vous avons prouvé, je crois, par une série de faits incontestables, que le premier bruit, le tic, dépend du choc de la pointe du cœur contre la paroi artérienne du thorax; vous vous rappellez que, suivant que l'organe est trop rapproché ou trop éloigné du point qu'il doit frapper, les sons cardiaques disparaissent. C'est ainsi qu'en refoulant le cœur vers la colonne vertébrale, j'ai fait cesser le premier bruit, et que j'ai obtenu les mêmes résultats en l'appliquant immédiatement contre la paroi pectorale. Quant à cette dernière expérience, vous pouvez produire sur vous-même quelque chose d'assez analogue pour l'intelligence de son mécanisme. Ainsi vous savez qu'en percutant légèrement la conque de l'oreille avec la pulpe du doigt, on détermine un ébranlement vibratoire, qui a un caractère tout particulier. Si, au lieu d'éloigner et de rapprocher le doigt successivement, vous le tenez exactement appliqué sur l'orifice du conduit auditif, vous aurez beau alors exercer une compression subite, jamais vous ne parviendrez à produire de son.

Nous allons terminer ce qui a rapport à ce premier bruit en vous montrant que des accumulations de liquides ou de gaz, dans la cavité du thorax, empêchent d'entendre les sons cardiaques.

Voici un chien chez lequel le tic-tac du cœur est très sensible pour l'oreille qui ausculte. Je fais maintenant à la paroi pectorale du côté gauche une ponction avec le petit instrument que j'appelle *perce-plèvre*, puis j'injecte une certaine quantité d'eau tiède. Laissons un instant l'animal se remettre du trouble qu'a déterminé, dans l'appareil respiratoire, la présence d'un liquide étranger. Maintenant qu'il est calme, auscultez les bruits du cœur: le premier manque, le second seul se fait encore entendre, mais il est moins clair et moins distinct qu'à l'état normal. Si vous injectez plus d'eau, il ne tarde pas lui-même à disparaître. A quoi peut tenir cette absence du premier son? A ce que l'organe est refoulé vers la colonne vertébrale, et que sa pointe ne peut plus venir heurter contre le thorax. Or, si ces bruits cardiaques dépendaient du claquement des valvules, ou des vibrations des fibres du cœur lui-même, comme les liquides sont de bons conducteurs du son, vous devriez entendre très bien le tic-tac, peut-être même mieux qu'à l'ordinaire.

Si au lieu d'eau vous injectez de l'air, les résultats sont encore les mêmes. La théorie devait sans doute vous faire soupçonner d'avance ce que les expériences sont venues confirmer de la manière la plus manifeste. Passons maintenant à l'étude du second bruit.

Second bruit. Nous savons déjà que chaque fois que les ventricules se contractent, le cœur, par un mouvement de balancier, vient se lancer contre le thorax, et que c'est le choc de sa pointe contre cette paroi retentissante qui produit le premier bruit. Or, remarquez que c'est par sa partie la plus dure, et pour ainsi dire la plus charnue, que l'organe heurte la poitrine; et comme la contraction énergique de ses fibres lui donne encore une plus grande consistance, vous vous rendez facilement compte, d'après les lois physiques, pourquoi le premier bruit est plus sourd que le second? En effet, celui-ci dépend aussi, comme vous allez le voir, du choc du cœur contre la paroi pectorale, et s'il est plus éclatant, cela provient de deux causes : d'abord, de la sonoréité plus grande du sternum, contre lequel l'organe vient heurter; en second lieu, de ce que les parois des ventricules, pendant la dilatation de ces cavités, doivent, en raison de leur peu d'épaisseur, développer des vibrations plus claires et plus superficielles.

Je dis que le second bruit, le *tac*, est produit par le choc de la face antérieure du cœur contre la face postérieure du sternum et les parties thoraciques circonvoisines, à chaque diastole des ventricules. Mais avant de vous prouver que c'est ainsi que les choses se passent, je dois relever une erreur de Laënnec. Cet illustre observateur se contentant des anciennes idées qu'on avait sur la contraction alternative des ventricules et des oreillettes, et remarquant que ce second bruit survenait après la pulsation du pouls, l'attribuait aux vibrations sonores qui se développeraient dans les fibres des oreillettes à l'instant où elles se contractent. Mais des objections nombreuses et puissantes, s'élèvent bientôt contre cette conjecture. Ainsi le professeur Turner, d'Edimbourg, et d'autres physiologistes connus, ont démontré que les contractions des oreillettes pouvaient avoir lieu ou bien manquer sans que le second bruit fût altéré. Je suis arrivé moi-même à des résultats semblables en injectant beaucoup d'eau dans le système circulatoire d'un animal, de manière à dilater notablement ses vaisseaux sanguins. Dans ces cas en effet, si l'on met le cœur à nu, on voit que des oreillettes distendues par la colonne de sang ne jouissent plus d'une contraction active comme à l'état normal; seulement, leur élasticité se trouvant mise en jeu, elles reviennent un peu sur elles-mêmes quand leurs parois sont moins pressées par le liquide qui afflue dans leur cavité! Et cependant la circulation continue de s'exécuter librement, et l'auscultation ne dénote aucune altération dans le rhythme des sons cardiaques. D'ailleurs on a fait à Laënnec un reproche mérité, c'est d'avoir interverti l'ordre des bruits du cœur, car la contraction des oreillettes précède le premier bruit.

Mais il est un fait sur lequel tout le monde est d'accord aujourd'hui, c'est que c'est exactement au moment où les ventricules se dilatent, que le second bruit se développe. Or, trouvons-nous dans cette dilatation une cause physique capable de produire un son; c'est ce qu'il s'agit maintenant d'examiner.

A l'instant où le sang pénètre dans les cavités ventriculaires, le cœur augmente de volume et vient choquer une seconde fois la paroi pectorale. C'est là un phénomène qui n'avait point encore fixé suffisamment l'attention des physiologistes. M. Hope, dans les expériences qu'il a faites à ce sujet, a très bien vu qu'à chaque diastole des ventricules la face antérieure de l'organe venait frapper le thorax. Eh bien! si le choc de la pointe du cœur contre la poitrine produit un bruit, n'est-il pas naturel de penser que le choc du corps même de ce viscère développera également des vibrations sonores? C'est ce que l'expérience prouve de la manière la plus évidente, ainsi que nous allons vous le démontrer. Souvent même il est possible sur l'homme de constater ce double choc du cœur contre le thorax. Examinez avec attention la place où l'auscultation fait entendre le second bruit, c'est-à-dire au niveau du sternum et un peu à droite, vous verrez que chaque fois que les ventricules se dilatent, la paroi pectorale offre un petit soulèvement. Cela devient surtout manifeste dans le cas d'hypertrophie. Il suffit de placer simultanément deux stéthoscopes, l'un vis-à-vis la pointe du cœur, l'autre vis-à-vis la face antérieure; et alors on voit les deux instruments soulevés successivement par des mouvements parfaitement isochrones a chacun des bruits cardiaques.

Je dis donc que c'est par sa dilatation que le cœur vient choquer le sternum, et que telle est la source du second bruit. C'est ce qu'il est facile de prouver de diverses manières.

Quand on met à nu sur un animal, ainsi que vous pouvez le constater sur cette oie, le cœur, après avoir enlevé le sternum, l'auscultation ne fait plus entendre le tic-tac de l'organe. Venez-vous à replacer cette pièce osseuse ; à l'instant le double bruit reparaît. Si au lieu du sternum, vous mettez un corps quelconque susceptible d'entrer en vibration, du moment que le cœur pourra le heurter, vous aurez encore la production des sons cardiaques. Ainsi une condition essentielle pour l'existence de ces bruits, c'est le choc de l'organe contre une surface sonore. Or, nous avons maintenant la preuve expérimentale que la paroi thoracique réunit les propriétés physiques les plus favorables pour le développement de vibration.

Et d'ailleurs, s'il en est ainsi, un obstacle mécanique placé entre le cœur et le sternum devra nécessairement s'opposer à la formation du bruit qui nous occupe. Effectivement vous vous rappelez que de l'air ou de l'eau, injecté dans la poitrine, fait disparaître à l'instant le tic-tac de l'organe. Cependant le cœur continue à se contracter et à se dilater régulièrement, mais refoulé vers la colonne vertébrale, il se trouve trop éloigné de la paroi pectorale pour pouvoir la choquer par sa pointe ou sa face antérieure. De là cette absence des bruits normaux. Or, remarquez que si ces bruits étaient produits dans le cœur lui-même, ils devraient se transmettre facilement, d'après les lois connues de l'acoustique, jusqu'à l'oreille appliquée sur le thorax; en effet l'eau et l'air sont de très-bons conducteurs du son.

Les faits pathologiques viennent pleinement confirmer ces résultats auxquels nous conduit le raisonnement et l'expérience : car les bruits anormaux qui ont leur point de départ dans le cœur lui-même, peuvent être entendus dans toutes les circonstances possibles. Qu'il y ait un épanchement de pus, de sérosité, d'air dans le péricarde ou la plèvre, toujours les vibrations développées au sein de l'organe seront transmises aux parois thoraciques par l'intermédiaire de ces agents conducteurs. Ce fait, qui est constant, me semble un bien puissant argument en faveur de la théorie que je soutiens.

Ai-je besoin de répéter encore sous vos yeux ces expériences où refoulant avec une tige métallique le cœur vers la colonne vertébrale, j'ai pu faire disparaître à mon gré le double bruit de l'organe? De même si avec mon doigt indicateur introduit dans la poitrine, j'applique immédiatement contre la paroi thoracique le cœur que je soulève par sa face postérieure, le tic-tac cesse de se faire entendre. Vous connaissez le mécanisme de ce phénomène que je puis varier à mon gré; aussi je ne reviendrai pas sur les explications que je vous ai données dans la séance dernière. Seulement je dois vous faire remarquer que dans cette dernière expérience, en admettant comme vraie l'hypohèse qui place dans le cœur lui-même la formation du bruit qui nous occupe, vous auriez des conditions bien plus favorables pour la transmission de vibrations sonores. Celles-ci, en effet, n'auraient à traverser que l'épaisseur des parois du thorax, avant de parvenir à votre oreille.

Telles sont, messieurs, les idées que j'ai émises, il y a déjà quelque temps, sur le mécanisme des bruits normaux du cœur. Les travaux nombreux auxquels se sont livrés les physiologistes, pour éclairer cette question délicate, les résultats divers auxquels ils sont parvenus, n'ont pu modifier mes opinions à cet égard. Je persiste toujours à regarder le tic-tac du cœur comme le résultat du choc successif de l'organe, contre les parois du thorax, pendant la systole et la diastole des ventricules. Je sais que cette explication, si simple et si naturelle, est loin de réunir tous les suffrages des médecins qui mettent souvent une sorte de gloire à dédaigner les sciences physiques. D'autres théories, plus attrayantes peut-être pour une imagination amie du merveilleux, ont été accueillies avec plus de faveur; mais pour démontrer un fait, il ne suffit pas de l'exprimer avec assurance, il faut encore l'appuyer sur des observations exactes et rigoureuses.

Il serait trop long et trop fastidieux de vous énumérer en détail les diverses explications qui ont été proposées sur le mécanisme des bruits du cœur. Je me contenterai de mentionner celles qui comptent maintenant le plus de partisants. Nous examinerons rapidement, et nous réfuterons, je l'espère, de la manière la plus victorieuse, les principales assertions sur lesquelles elles repro-sent.

Vous savez déjà que Laënnec attribuait le premier bruit à la contraction des ventricules, et le second à la contraction des oreillettes. Quant à la véritable source des sons cardiaques, il ne chercha pas à la rattacher aux lois de l'acoustique, mais il se contenta de les expliquer par les vibrations sonores qui se développeraient dans le cœur au moment où ses fibres se contractent.

Cette théorie, fondée plutôt sur des déductions tirées du lieu et du temps où ces bruits se produisent que sur des observations directes, fut accueillie avec une immense faveur par tous les praticiens. Et cependant combien d'objections devaient s'élever contre elle! Mais malheureusement l'ingénieux auteur de l'auscultation négligea la voie expérimentale, et même il n'hésite pas à déclarer dans son immortel ouvrage, que, dans la question qui nous occupe, la théorie conduit à des résultats plus exacts que l'ouverture et l'inspection des animaux vivants.

Avant d'attribuer à la simple contraction d'un organe aussi peu volumineux que le cœur, un bruit subit, brusque et quelquefois assez intense pour être entendu à plusieurs mètres de distance, il eût fallu prouver qu'un muscle en se contractant produit des vibrations de cette nature. C'eût même été là une découverte physique vitale des plus importantes. Or, le docteur Wollaston, dont l'ouïe était si fine, n'a jamais pu constater dans la contraction musculaire qu'une sorte de frémissement faible et confus, assez analogue au roulement que l'on entend en se mettant le doigt dans l'oreille, et qu'il a nommé *bruit rotatoire*. Mais il y a loin de ces vibrations obscures aux sons clairs et bruyants qui accompagnent le tic-tac du cœur.

Une autre théorie, qui a plus de vogue aujourd'hui, est celle qui attribue au jeu des valvules le développement des bruits cardiaques. C'est M. Rouanet qui l'a proposée, et voici les diverses suppositions sur lesquelles il croit devoir l'appuyer. Il a dit : au moment où les ventricules se contractant, les valvules auriculo-ventriculaires se tendent, le sang vient les heurter, de là production d'un premier bruit. Au moment où les ventricules se dilatent, la réaction élastique des artères, aorte et pulmonaire, redresse les valvules sygmoïdes; de là production d'un second bruit. Ainsi, d'après M. Rouanet, c'est au choc de la colonne de sang, contre les valvules mitrale et tricuspide d'une part, et de l'autre, contre les valvules sygmoïdes, qu'il faut attribuer la production du double bruit du cœur.

Cette explication, tout ingénieuse qu'elle peut paraître, est physiquement inadmissible. Aussi je la nie formellement; voici d'ailleurs les raisons sur lesquelles je me fonde.

Si l'on prend un tuyau inflexible que l'on a à peu près rempli d'eau, et qu'on vienne à l'agiter, on produira une espèce de gargouillement analogue à celui qu'on détermine en rinçant une bouteille. Ce bruit provient du mélange de l'air avec le liquide, et du choc de celui-ci contre les parois du tube. Mais doit-il en être ainsi dans les artères? D'abord les conditions physiques ne sont plus les mêmes. Les tuyaux qui contiennent le sang ne sont point du tout inflexibles, mais leurs parois jouissent de propriétés élastiques les plus tranchées. Si donc vous mettez un liquide dans une artère, en ayant la précaution de chasser tout l'air de la cavité du vaisseau, vous ne pouvez supposer de gargouillement, encore moins un bruit de choc. Voici l'aorte d'un cheval, dont on a eu soin de lier les branches collatérales, et que l'on a remplie d'eau après avoir fermé son extrémité inférieure. Eh bien! j'ai beau presser le vaisseau brusquement en divers points de sa longueur, la colonne de liquide s'élève et s'abaisse alternativement, mais jamais elle ne détermine un bruit de choc. Cependant en physique on fait une expérience qui semblerait d'abord fournir des résultats contradictoires. Vous connaissez tous le marteau d'eau. Quand j'imprime à cet instrument un mouvement brusque, la colonne de liquide vient heurter l'extrémité du tube de verre où elle est renfermée, et alors vous entendez un bruit très-sensible. L'explication de ce phénomène est bien simple, ainsi que vous allez le voir. Dans le marteau d'eau les parois du tube sont inflexibles, et l'on y a préalablement fait le vide; aussi rien n'empêche le liquide, en retombant de tout son poids de produire un choc sec, comparé à un coup de marteau. Mais en est-il de même des tuyaux artériels? Ces vaisseaux *toujours pleins* ont des parois molles et élastiques, qui sans cesse sont en contact avec le sang, et le vide étant impossible, on ne peut concevoir la production d'un bruit semblable à celui que vous venez d'entendre.

Ainsi, je le répète, toute théorie reposant sur le développement de vibrations sonores, ayant le caractère d'un choc, au moyen de soupapes membraneuses disposées dans un tuyau flexible rempli de liquide, est fausse et erronée. De semblables assertions peuvent satisfaire un médecin; mais pour un physicien elle ne sont pas proposables. Je sais fort bien que dans certaines circonstances, que nous apprécierons plus tard, on entend des bruits particuliers dans les artères; mais ce ne sont pas des bruits de choc, et c'est de ceux-là seulement que nous nous occupons pour l'instant.

Pour donner plus de valeur à ces raisonnements, nous allons faire devant vous une expérience bien simple. Vous savez que, par un mécanisme admirable, les valvules sygmoïdes s'abaissent immédiatement après la systole des ventricules, et que par suite de leur disposition anguleuse dans l'aire du vaisseau, elles s'opposent au reflux du sang, dans la cavité qu'il vient d'abandonner. C'est donc à ce redressement subit des valvules qu'il faudrait attribuer le second bruit. Eh bien ! si j'introduis dans le ventricule gauche le syphon de cette seringue, je peux, en injectant et en aspirant successivement un liquide dans l'aorte, imiter avec mon piston la contraction et la dilatation ventriculaire, et reproduire fidèlement le jeu des valvules. Venez-vous alors à appliquer le stéthoscope sur le cœur, vous ne pouvez distinguer le moindre son. D'ailleurs ces résultats sont d'accord avec les données physiques les plus vulgaires. Pour qu'il y ait un choc, il faut que les deux corps cessent un instant d'être en contact immédiat. Quand vous êtes dans une baignoire, vous auriez beau agiter votre main en tous sens, de manière à déplacer brusquement le liquide, jamais vous ne parviendrez à déterminer des vibrations sonores.

Ce que je dis de l'hypothèse émise par M. Rouanet s'applique également à celles qui attribuent les bruits cardiaques, soit aux vibrations produites par le choc du sang contre les parois des ventricules, soit à l'ébranlement communiqué aux artères aorte et pulmonaire. Je résume ainsi ma proposition :

Dans aucune circonstance on ne peut développer un bruit sec et instantané comme le bruit de choc, par le fait d'un mouvement imprimé à un liquide renfermé dans un tuyau à parois élastiques.

Vous le voyez, Messieurs, toutes ces questions qui intéressent à tant de titres les physiologistes et qui, dans nombre de cas, sont les éléments des raisonnements cliniques d'après lesquels se formulent les prescriptions thérapeutiques, appartiennent en entier à la physique ; c'est exclusivement appuyé sur les notions positives que nous prête cette belle science, que le médecin doit essayer de les résoudre.

VINGT-CINQIÈME LEÇON.

MESSIEURS,

Nous avons déjà passé rapidement en revue les principales hypothèses proposées pour l'explication des bruits normaux du cœur. Je crois ne point vous avoir encore parlé des travaux faits à Dublin par une société de médecins, réunis dans le but d'éclaircir cette délicate et importante question. De nombreuses expériences furent répétées sur des animaux vivants, et spécialement sur de jeunes veaux; mais, malgré toute l'exactitude que l'on apporta dans ces recherches, on ne put arriver à des conclusions satisfaisantes, et la commission déclara que des observations ultérieures étaient indispensables. Il résulterait néanmoins des faits observés par ces savants, que les bruits cardiaques ne sont pas produits par le contact des ventricules avec le sternum ou les côtes; mais qu'ils dépendent de mouvements en dedans du cœur et de ses vaisseaux. Je regrette de ne pouvoir entrer avec vous dans quelques détails sur les diverses expériences qui servent de base à une opinion aussi opposée à celle que je professe. Seulement je dois vous faire remarquer qu'au lieu du stéthoscope ordinaire on s'est servi d'un tube acoustique, muni d'une tige longue et flexible, semblable à celui que je vous ai montré dans une des dernières séances. Or, cet instrument est un très mauvais conducteur du son, ainsi que nous vous l'avons fait observer. J'ajouterai aussi que dans les divers bruits qu'on dit avoir entendus sur le cœur, isolé des parois thoraciques, on ne parle que de frémissements vibratoires peu intenses, et nullement de ce choc violent qui accompagne le premier son, le *tic* de l'organe.

Enfin, M. Hope vient de faire une nouvelle série d'expériences sur les causes immédiates des bruits du cœur. Déjà il avait proposé une théorie, mais il l'a modifiée dans ces derniers temps, et voici maintenant les propositions qu'il cherche à établir. Elles sont, pour ainsi dire, le résumé des physiologistes anglais, sur la nature de la question qui nous occupe.

Le premier son, dit M. Hope, est un son *combiné*; il est composé : 1° du claquement des valvules; 2° d'une augmentation de ce claquement, ou par le bruit musculaire, ou par le mouvement du fluide, ou par l'un et l'autre; 3° d'une prolongation du son par le bruit musculaire ou par le mouvement du sang. Je traduis, le texte sous les yeux.

Est-ce là, je vous le demande, une théorie? Qui ne s'aperçoit que le savant physiologiste anglais ne fait que des suppositions, mais qu'il n'a point d'opinion arrêtée? Ce n'est point avec des *ou* ni des *peut-être* qu'on peut donner une explication rigoureuse de phénomènes qui sont du ressort d'une science aussi exacte que la physique.

Il ne suffit pas, en effet, d'admettre un claquement des valvules, un bruit développé dans les fibres du cœur ou les molécules du sang; il faut encore appuyer ces suppositions sur des faits bien observés. Quant à la prolongation du son par le bruit musculaire, il faudrait donc supposer que le premier son cardiaque n'est pas brusque et instantané. Or, c'est ce que dément l'observation la plus vulgaire. Quelquefois, il est vrai, le bruit se prolonge, mais alors l'organe se trouve placé dans des conditions particulières, et le sang, en traversant ses orifices, éprouve un frottement dont bientôt nous allons nous occuper.

M. Hope attribue le second bruit au jeu des valvules. sygmoïdes..

Comment alors., dans cette hypothèse, expliquer la persistance des sons normaux du cœur, malgré les nombreuses altérations pathologiques auxquelles ces soupapes membraneuses sont exposées? Vous savez qu'il n'est pas rare de trouver les valvules malades, bien que pendant la vie on ait pu toujours constater l'existence d'un double battement à la région précordiale.

Je suis d'ailleurs le premier à reconnaître que le savant physiologiste anglais a mis dans ses recherches toute la bonne foi d'un observateur qui s'efforce de trouver la vérité; ce n'est qu'à la suite de nombreux travaux qu'il est arrivé aux résultats que je viens de vous exposer. Aussi je ne nie point les faits qu'il dit avoir observés; seulement je crois devoir combattre les conséquences qu'il en a déduites.

Voici, par exemple, une expérience qui a été faite par M. Hope et par d'autres encore, et qui tout d'abord semble confirmer pleinement la théorie qui attribue aux valvules sygmoïdes le développement du second bruit du cœur. Si l'on vient à placer un corps étranger, tel qu'un tube, entre ces soupapes membraneuses, sur l'animal vivant, on trouve, par l'ausculation, que le second bruit a cessé.

Conclurons-nous de ce fait, avec M. Hope, que le son cardiaque qui nous occupe est produit par les valvules sygmoïdes, puisqu'il disparaît, quand celles-ci ne peuvent plus exécuter leur jeu accoutumé? Non, mais nous chercherons dans les modifications apportées au cours du sang, dans les cavités qui lui servent de réservoir, l'explication de cette absence du second bruit. Je dois à ce sujet entrer dans quelques considérations physiologiques, relatives au mécanisme de la circulation.

Au moment de la diastole du cœur, les parois ventriculaires, qui s'étaient d'abord rétrécies pendant la systole de l'organe, se dilatent brusquement et permettent au sang de pénétrer dans leur cavité. Cette distension subite des fibres contractées a été attribuée par quelques personnes à une propriété vitale particulière; pour moi, je suis plutôt porté à considérer cette dilatation comme le résultat de l'élasticité de l'organe mise en jeu, que comme un phénomène actif. C'est ainsi que quand je comprime ce cœur privé de vie, il s'affaisse sous mes doigts; mais aussitôt que je cesse la compression, il reprend sa première forme. Je crois que c'est ainsi que les choses se passent sur l'animal vivant; seulement cette réaction élastique est bien plus subite et bien plus énergique. Quoi qu'il en soit de ces explications, le ventricule exerce une puissante aspiration sur la colonne de sang qui fait irruption dans sa cavité, et en distend subitement les parois. C'est donc au moment où cette dilatation s'effectue que la face antérieure du cœur vient choquer la paroi pectorale. Eh bien! vous concevez maintenant comment tout obstacle qui s'oppose, soit à la libre pénétration du sang dans les ventricules, soit à sa libre sortie de l'intérieur de ces cavités, devra nécessairement modifier la systole et la diastole de l'organe, et par suite altérer les bruits cardiaques. Si, à l'exemple de M. Hope, vous introduisez un tube entre les valvules sygmoïdes, la présence de ce corps étranger gênera le passage du sang à travers l'orifice artériel; les ventricules ne se vidant et ne se remplissant plus aussi facilement, la dilatation de leurs parois sera moins étendue et moins subite. De là diminution dans le choc imprimé au thorax, de là aussi affaiblissement ou même absence complète du second bruit.

Et d'ailleurs sur quelles lois physiques peut-on s'appuyer pour prétendre que les liquides, en pénétrant dans des cavités ou tuyaux à parois flexibles, tels que le cœur et les artères, peuvent développer un bruit de choc ? Ce n'est là, je le répète encore, qu'une simple hypothèse. Comme les parois de ces vaisseaux sont toujours en contact immédiat avec le sang, et qu'il n'y a ni vide, ni air dans leur intérieur, vous ne pouvez concevoir la production d'un semblable bruit. Aussi, tant qu'on ne m'aura pas prouvé que les tuyaux artériels se comportent comme le marteau d'eau, je repousserai comme physiquement inadmissible toute explication des sons cardiaques, basée sur le simple jeu des valvules.

Vous savez que les liquides sont d'excellents conducteurs du son, et que sous ce rapport ils ont l'avantage relativement à l'air. Comment alors expliquerez-vous le phénomène suivant. Laënnec, cet observateur si habile dans ses remarques cliniques, mais qui malheureusement avait négligé les études physiques nécessaires pour arriver à leur explication ; Laënnec, dis-je, avait très bien noté que dans un hydro-péricarde, on entend encore les deux bruits normaux du cœur, quand l'épanchement est peu considérable; seulement le son est plus sourd pour le premier bruit, et moins clair pour le second. Mais, ajoute Laënnec, si la maladie fait des progrès, et que la masse du liquide devienne assez volumineuse pour repousser le cœur en arrière, alors vous ne pouvez plus distinguer le tic-tac de l'organe. Ces observations de Laënnec sont parfaitement justes, et elles ont été confirmées par plusieurs autres médecins. Mais l'ingénieux auteur de l'ausculation n'a pas cherché à en donner l'explication, car seules elles auraient ruiné sa théorie des contractions sonores des fibres du cœur. Ce fait, d'ailleurs, vient ajouter une nouvelle preuve à la doctrine que nous professons, ainsi que nous pouvons nous en assurer, en le soumettant à une rapide analyse. Pourquoi, dans les cas d'un épanchement léger, les bruits normaux persistent-ils à un plus faible degré? Parce que le cœur peut encore se mouvoir librement; seulement ses chocs contre la paroi pectorale sont moins intenses. Mais quand le liquide, trop abondant, vient à refouler l'organe à une distance considérable du sternum, alors il n'y a plus de choc possible contre la poitrine, et par conséquent les bruits devront cesser.

Ce seul fait suffit pour anéantir toutes les hypothèses qui placent la source des bruits du cœur dans le cœur lui-même; la présence d'un liquide étant beaucoup plus favorable que celle de l'air, pour la transmission de vibrations sonores.

Des observations nombreuses faites sur le cadavre sont venues plus d'une fois confirmer mon diagnostic, basé uniquement sur la connaissance de ce choc du cœur contre la poitrine. J'ai cité le cas d'une femme, couchée dans mes salles à l'Hôtel-Dieu, chez laquelle le second bruit cardiaque avait disparu à la suite d'un hydro-thorax du côté droit. Elle vint à succomber. Nous constatâmes à l'autopsie l'épanchement pleurétique, mais de plus nous trouvâmes que le liquide, poussant devant lui la plèvre, avait formé une collection secondaire entre la veine cave inférieure et la colonne vertébrale, collection qui refoulait le cœur en avant. Nous comprîmes alors comment la face antérieure de l'organe, maintenue étroitement, appliquée contre la paroi pectorale, ne pouvait plus venir choquer te sternum: de là l'absence du second bruit.

Voici le cœur d'une jeune femme qui vint mourir à l'Hôtel-Dieu. Je crois avoir publié son observation, car elle est pleine d'intérêt; toujours est-il que je me rappelle parfaitement les diverses particularités que l'auscultation attentive du cœur nous fit découvrir. Chez cette fille, le premier bruit existait, mais le second manquait complètement. A quoi pouvait tenir ce phénomène? Nous pensâmes d'abord à l'existence d'un hydro-thorax, mais bientôt un examen plus minutieux de la malade nous fit rejeter cette idée, et tout en soupçonnant un obstacle mécanique, qui s'opposait au choc du cœur contre le sternum, nous étions incertains sur la nature même de la lésion. Voici ce que l'autopsie nous apprit. Par suite d'une ancienne péricardite, la face antérieure du cœur était recouverte d'une couche épaisse de fausses membranes; ce sont elles que je soulève avec les mors de cette pince; la pointe de l'organe, au contraire, conservait l'aspect luisant et poli que vous lui connaissez. Cette curieuse pièce pathologique, que je vous engage à examiner avec soin, nous permit alors de nous rendre compte de ce que nous avions observé pendant la vie. Il fut évident pour nous que l'intermédiaire de ces fausses membranes, déposées à la surface de l'organe, faisait l'office d'un coussin, et amortissait le bruit en empêchant le choc contre le sternum. Tandis que la pointe du cœur, libre de toute production albumineuse, venait frapper bruyamment le thorax au moment de la systole des ventricules. Ainsi, d'une part nous ne trouvons plus les conditions physiques d'un choc, et par suite absence du second bruit. D'une autre part, ces conditions physiques existent comme à l'état normal, et le premier bruit est conservé. N'est-il pas de toute évidence que dans ce cas notre théorie sur la nature des sons cardiaques rend parfaitement raison de toutes les particularités de cette observation ?

Il n'est pas très rare de voir manquer le premier bruit, bien que le cœur se trouve dans son état physiologique le plus parfait et que l'individu jouisse de toute la plénitude de ses fonctions organiques. A quoi cela peut-il tenir? A la présence d'une portion de poumon entre la pointe de l'organe et la paroi pectorale : le cœur venant alors frapper contre un tissu spongieux et aérien, ne peut plus déterminer les mêmes vibrations que quand il heurte une surface retentissante, comme la face interne du thorax. Aussi, remarquez qu'il est beaucoup plus rare de voir manquer le second bruit, car le poumon n'a pas la même tendance à venir se placer au-devant de la face antérieure du cœur. Nous pouvons donc établir en principe que toutes les fois qu'un corps étranger quelconque s'opposera au choc de l'organe contre la poitrine, les sons cardiaques seront modifiés, ou même pourront complètement disparaître.

Cette explication, toute naturelle qu'elle pourra vous paraître, n'a point cependant obtenu l'assentiment de tous les physiologistes. Ainsi, M. Hope, dans les expériences qu'il a faites en Angleterre, a vu que, sur un animal vivant, quand on applique un morceau de poumon entre le stéthoscope et le cœur, l'oreille peut encore percevoir des bruits distincts. D'où il conclut que le tic-tac de l'organe est indépendant de la percussion de la paroi thoracique. Cette objection, ainsi que vous allez le voir, est plus spécieuse que solide. Quand vous appuyez l'extrémité du tube acoustique sur le poumon, vous modifiez les conditions physiques de son parenchyme; d'un tissu vésiculaire vous faites une masse compacte qui peut facilement transmettre à l'instrument le choc résultant de la diastole et de la systole des ventricules.

Mais en voilà assez sur une question qui m'a entraîné plus loin que je n'en avais l'intention. Je crois vous avoir prouvé, par toutes les lois connues de la physique, qu'il est impossible que des soupapes membraneuses aussi minces, aussi flexibles que les valvules sygmoïdes, pussent, étant plongées au milieu d'un liquide, éprouver des vibrations sonores. Toutefois, une opinion, quelque fondée qu'elle puisse paraître, ne peut point encore être regardée comme le dernier mot de la science, tant qu'elle n'a point été sanctionnée par l'expérience. Combien de fois, en effet, les faits ne sont-ils pas venus donner un éclatant démenti aux théories les plus savantes et les plus vraisemblables? Bien que, dans le cours de nos leçons précédentes, nous ayons appuyé nos assertions sur ce que l'on observe chez l'homme et chez les animaux dans l'état morbide ou physiologique, je ne veux point terminer celle-ci sans recourir encore à la voie expérimentale, pour que les fait s restent plus profondément gravés dans vos esprits.

Voici le cœur d'un homme que j'ai fait préparer avec soin, de manière que les gros vaisseaux que cet organe émet ou reçoit, fussent conservés intacts. Je vais adapter à l'artère aorte la canule d'une seringue remplie de liquide. Maintenant je pousse l'injection, en imitant, par le jeu du piston, les alternatives de diastole et de systole des ventricules. Sous l'influence de ce courant saccadé, il est évident que les valvules sont successivement tendues et relâchées, et qu'elles doivent développer des vibrations sonores, si tant est que sur l'animal vivant elles puissent en produire. Cependant j'ai beau ausculter avec l'attention la plus minutieuse, mon oreille ne distingue aucun bruit qui rappelle le tic-tac du cœur. Je n'entends qu'un léger gargouillement, dépendant du mélange d'un peu d'air avec le liquide injecté.

Nous allons tenter une autre expérience que je n'ai point encore faite, et dont, par conséquent, j'ignore les résultats. Le coton, vous le savez, est un mauvais conducteur du son. Cependant, si j'en mets une couche entre le thorax de ce chien et mon stéthoscope, je puis distinguer, quoique affaiblis, les deux bruits cardiaques. J'ouvre maintenant avec mon scalpel, la cavité pectorale gauche, et j'introduis avec précaution du coton entre la face antérieure du cœur et la face postérieure du sternum, de manière que cet os ne puisse être heurté immédiatement par la pointe de l'organe. La théorie doit nous faire pressentir que les deux sons auront subi quelques modifications; mais auscultons. Eh bien! je distingue encore très bien le tic-tac, seulement le premier bruit est un peu voilé. Je vais maintenant enlever complètement le sternum. Vous voycz déjà que le cœur n'était point recouvert en entier par une couche de coton, mais que sa face antérieure continuait à venir heurter la paroi pectorale, ce qui nous explique la persistance du second bruit. Quant au premier, j'aurais cru qu'il eût été altéré d'une manière plus sensible.

Essayons maintenant d'envelopper le cœur dans une atmosphère de coton, de manière qu'il se trouve complètement isolé des tissus osseux ou membraneux, susceptible d'entrer en vibration. Si je viens à appliquer sur l'organe, ainsi *matelassé*, le cylindre acoustique, vous voyez l'instrument soulevé chaque fois que les ventricules se dilatent ou se contractent, et je distingue clairement le tic-tac du cœur. Ces résultats fournis par l'expérience me surprennent, tant il est vrai qu'il ne faut jamais se fier aux simples données théoriques! Je regrette que l'heure avancée ne me permette point de pousser plus loin l'examen de ce phénomène, mais je propose d'y revenir dans la prochaine séance, et d'en chercher avec vous l'explication.

VINGT-SIXIÈME LEÇON.

MESSIEURS,

Nous avons terminé ce que nous voulions vous dire relativement aux bruits normaux du cœur. Vous avez vu qu'après une appréciation aussi franche que rigoureuse des diverses théories qui divisent encore aujourd'hui les physiologistes, nous nous sommes trouvés dans la nécessité de persister dans notre opinion sur la nature des sons cardiaques. Mais je n'hésite point à le dire ici, cette question a encore besoin d'être éclairée par de nouveaux travaux, avant que les nombreux problèmes qui la compliquent n'aient obtenu une solution complètement satisfaisante.

Vous vous rappelez l'expérience que nous avons faite à la fin de la séance dernière. J'ai d'abord été surpris des résultats qu'elle nous a présentés, mais en y réfléchissant avec plus d'attention, je me suis assez bien expliqué la persistance des bruits du cœur par les propriétés physiques du coton que nous avions employé. Cette substance, en effet, comprimée entre le stéthoscope et le cœur, ne met qu'un obstacle léger au choc de ces deux surfaces, et par cela même elle ne doit point empêcher le développement du tic-tac de l'organe. Cependant je ne suis point complètement satisfait de cette explication, et il est probable qu'il y a là quelque chose qui nous échappe. Ce qui rend ces expériences si délicates, c'est la difficulté d'isoler complètement le cœur des tissus environnants. Car ne croyez pas que ce soit seulement le choc des parois thoraciques qui produise les deux bruits; sans doute ce choc y concourt le plus puissamment, mais il ne faut pas négliger les conditions physiques des parties voisines. Les membranes qui enveloppent le cœur se trouvent dans un état de tension tel, que chaque fois que les ventricules se contractent et se dilatent, elles éprouvent une sorte de frémissement vibratoire, qui vient encore renforcer le son développé par la percussion du thorax. Partout, en un mot, où le cœur vient à choquer un corps élastique et sonore, partout il détermine un bruit.

Nous allons maintenant nous occuper des bruits anormaux du cœur; ensuite nous passerons à l'étude des divers bruits qui se développent dans les vaisseaux.

DES BRUITS ANORMAUX DU COEUR.

Vous savez que, même dans l'état normal, on entend quelquefois vers le cœur, d'une manière accidentelle, des bruits particuliers que Laënnec a décrits sous le nom de bruits de soufflet. Ils consistent dans une sorte de vibration soutenue qui se prolonge pendant un temps appréciable. Et alors, tantôt le tic-tac de l'organe s'entend encore distinctement, tantôt il disparaît et est remplacé par ces sons de création nouvelle. L'auscultation est un précieux moyen d'arriver à une analyse précise de ces bruits anormaux, qui présentent d'ailleurs une foule de nuances; souvent même, quand on applique la main sur la région précordiale, on éprouve un ébranlement vibratoire très évident, que j'ai appelé *bruit de frottement*, car il résulte du frottement du sang contre les parois des vaisseaux. Mais dans quelles circonstances ces sons prennent-ils naissance ? La physique nous fournit à ce sujet peu de lumières. On sait bien qu'en faisant vibrer une colonne d'air dans un tuyau flexible ou inflexible, on produira des bruits variables par leur nature et leur intensité. On connaît aussi la théorie des anches, et même on en a fait une heureuse application au mécanisme de la voix humaine. Mais quand il s'agit du passage des liquides à travers un tuyau élastique, et des vibrations qu'ils déterminent en frottant contre ses parois, la science est à peu près muette. Aussi nous avons été forcé de recourir à des expériences directes*, pour pouvoir déterminer le mode de production et la nature de ce bruit de souffle.

Bruit de souffle. — Si l'on prend un tuyau en gomme élastique, et qu'on le fasse traverser par un courant de liquide, du moment que celui-ci n'exerce qu'une pression légère sur les parois, on n'entend aucune espèce de vibration sonore. Maintenant si vous augmentez la quantité du liquide, de manière qu'il en pénètre plus dans le tuyau qu'il n'en peut sortir dans un temps donné; alors vous obtenez des résultats importants à noter. Les parois du cylindre élastique se dilatent par suite de la pression exercée à l'intérieur de leur cavité, elles éprouvent même une sórte de frémissement, très sensible à l'oreille armée du stéthoscope, et qui a une analogie frappante avec le bruit de souffle. Chaque fois qu'une nouvelle ondée de liquide est lancée dans le tuyau, chaque fois aussi les vibrations acquièrent une plus grande intensité.

Ainsi donc il y a certaines limites difficiles à fixer, au-delà desquelles un tuyau distendu par un courant liquide, devient le siége de bruits semblables à celui qui nous occupe.

Vous concevez maintenant comment il peut se faire que chez le même individu, tantôt vous entendrez un bruit de souffle, tantôt vous ne pourrez plus l'entendre. Les propriétés physiques des artères sont analogues à celles d'un tuyau en caoutchouc; du moins quant aux conditions d'élasticité. Aussi il est naturel de supposer que tout courant liquide qui distendra ces vaisseaux, amènera des bruits semblables à ceux que nous produisons d'une manière artificielle. Eh bien! ce que la théorie nous a fait pressentir, l'observation clinique vient le confirmer. Vous savez que les individus pléthoriques, que ceux qui sont atteints d'une hypertrophie du cœur se plaignent sans cesse de bourdonnements dans les oreilles et de bruissements qui les tourmentent quelquefois jusqu'au point de les faire tomber dans une sorte d'aliénanation, souvent le médecin ne peut constater par ses propres sens ces divers phénomènes; mais les malades en ont la conscience, et ils disent qu'ils senteut des battements tumultueux dans leurs oreilles et qu'ils entendent leur sang circuler dans ses vaisseaux. Ne verrez-vous là qu'une simple exaltation nerveuse, qu'un simple accroissement de la sensibilité? Vous commettriez une bien grave erreur dont les conséquences pourraient être fatales pour les jours du malade. Aussi, bien loin de rapporter à quelque affection de l'organe de l'ouïe les symptômes que vous observez, vous dirigerez vos moyens de traitement ce manière à diminuer la masse du sang ou à modérer l'impulsion du cœur. Car vous vous rappelez ce que nous avons dit il n'y a qu'un instant. Des tuyaux flexibles parcourus par un courant liquide éprouvent des vibrations sonores quand leurs parois sont soumises à un certain degré de tension. Or telles sont, chez ces malades, les conditions physiques dans lesquelles se trouve le système artériel; telle est, à n'en pas douter, l'origine de ces bruits variés intérieurs dont sans cesse ils se plaignent.

Voici maintenant une seconde cause du bruit de souffle. On sait depuis long-temps que si on applique sur une artère le stéthoscope en appuyant de manière à déprimer les parois du vaisseau, le sang, au moment où il franchit le point rétréci, fait entendre un murmure particulier. C'est une sorte de frémissement vibratoire, qui paraît composée de grains très-petits, et qui a une analogie frappante avec le bruit de souffle provenant de la distension des tuniques artérielles. Il résulte de l'ébranlement qu'éprouve le sang en passant d'un endroit plus large du vaisseau dans un endroit plus étroit.

Ainsi donc, deux causes manifestes favorisent le développement du bruit de souffle; d'une part distension trop grande des parois artérielles, d'une autre part rétrécissement du diamètre de ces vaisseaux.

N'y a-t-il pas dans la texture même des tuyaux élastiques que parcourent les liquides, des conditions physiques spéciales capables de donner naissance à des bruits? Je suis très porté à l'admettre. Ainsi, supposez que l'artère a perdu le poli de sa surface interne, et que la membrane qui la tapisse offre des concrétions inégales et rugueuses, le sang, en frottant contre les parois du vaisseau, produira des vibrations dont les grains seront plus gros et moins nombreux. Or tel n'est pas, vous le savez, le carctère du bruit de souffle, proprement dit, dont les grains, au contraire, sont excessivement fins. Nous reviendrons sur ces variétés de vibration, en parlant des bruits de râpe, lime, etc.

Il est assez difficile, dans ces différents cas, d'établir quelle est la part des liquides et quelle est la part des parois dans la production de ces divers ébranlements sonores. La science n'est point assez avancée pour qu'on puisse, à cet égard, donner une explication bien rigoureuse; on est obligé de s'en tenir à des suppositions plus ou moins vraisemblables. Aussi nous nous contentons pour le moment de constater les faits, nous réservant plus tard d'essayer à dévoiler leur mécanisme pour les interpréter d'une manière satisfaisante.

Indépendamment de ces causes, dont l'influence favorise la production du bruit de souffle, il y a dans l'économie vivante d'autres circonstances où ce même bruit prend naissance. Qu'une personne tombe en syncope à la suite d'une saignée copieuse ou d'une hémorrgagie quelconque qui aura produit en peu de temps une abondante perte de sang, souvent, si vous venez à ausculter, vous entendrez, outre le tic-tac du cœur, un bruit de souffle des plus manifestes. Nous n'avons point encore cherché à reproduire dans nos expériences ce phénomène; il est probable toutefois qu'avec des tuyaux élastiques semblables à ceux dont nous nous servons habituellement, nous parviendrions à imiter assez fidèlement ces vibrations sonores. Déjà nous savons qu'un certain degré de tènsion dans les parois d'un artère, favorise le développement du bruit de souffle; faut-il admettre aussi qu'un certain degré de laxité dans les tuniques du vaisseau les rend plus propres à éprouver de la part du sang un ébranlement vibratoire? C'est à l'expérience et non à la théorie à répondre à cette supposition qui n'a rien que de très vraisemblable.

Ce même bruit de souffle s'observe encore chez les filles chlorétiques. Il n'est pas rare non plus de le renconter chez les individus épuisés par de longues maladies, à la suite, par exemple, des fièvres typhoïdes, et, chose singulière, il disparaît à mesure que la santé revient et que l'embonpoint succède à l'amaigrissement. Comment se fait-il que sous l'influence de cet état particulier de l'économie un pareil bruit vienne à se développer? Ce sont là encore des questions du domaine de l'empirisme, car les explications physiques nous manquent complètement. Il est *très probable* que l'état particulier du sang, sa viscosité augmentée ou diminuée, joue ici le principal rôle, je dis seulement que cela est *probable;* car je n'ai point encore un assez grand nombre de faits pour pouvoir l'affirmer d'une manière positive. Mais comme dans les maladies, telles que la chlorose et le typhus, il y a une altération manifeste du sang, une modification notable de ses éléments, je suis très porté à admettre que les degrés variables de viscosité de ce liquide sont une des principales causes de la production de ce genre de bruit de souffle.

Rappelez-vous bien que je ne confonds pas dans une description commune ce bruit de souffle avec les bruits de râpe, de lime, de scie, etc. Ceux-ci en effet sont très différents relativement à leur origine, ou du moins ils se développent dans des circonstances toutes spéciales. Aussi nous en traiterons à part. Je ne parle ici que du bruit de souffle dont le caractère particulier est d'être temporaire, de n'exister qu'un certain moment, puis de disparaître, en un mot de ne point être lié à une lésion organique constante et permanente. Les autres sons anormaux au contraire sont persistants comme la cause qui leur a donné naissance, ils sont très fréquemment l'indice d'une altération quelconque de nos organes circulatoires, tandis que le véritable bruit de souffle se rencontre dans l'état de santé le plus parfait.

Bruit musical. Nous avons vu que les liquides; en passant à travers un point rétréci d'un tuyau élastique, produisaient un bruit particulier. On conçoit maintenant que les modifications de forme et de nature de ce rétrécissement peuvent influer sur la persistance de ces vibrations sonores et même leur faire prendre un autre caractère. C'est d'ailleurs ce qu'apprend l'expérience. Vous connaissez l'ingénieux instrument d'acoustique, qui a reçu de son inventeur, M. Cagnard-Delatour, le nom de Sirène. C'est un tuyau cylindrique en cuivre, terminé supérieurement par une table percée, à égale distance, de trous disposés sur un cercle déterminé. Au-dessus est un plateau mobile, pouvant tourner autour d'un axe d'un mouvement plus ou moins rapide. Ce plateau est aussi percé d'un nombre égal d'ouvertures correspondant exactement à celles de la table par leur position et leurs distances respectives. Enfin l'instrument est muni d'un tuyau, porte-vent. Voici maintenant en quoi consiste le jeu de la Sirène. Quand on vient à pousser de l'air dans la boîte, on imprime au plateau un mouvement circulaire, de sorte que les ouvertures dont il est percé sont successivement béantes ou fermées, suivant qu'elles sont parallèles à celles de la table ou qu'elles cessent de leur correspondre. C'est de cette alternative de passage et d'interruption de l'air à travers les trous des deux surfaces que naissent ces vibrations sonores qui montent par nuances insensibles du ton le plus graves au ton le plus aigu. Si maintenant au lieu de pousser de l'air dans l'instrument vous y substituez de l'eau, vous obtenéz un son qui se rapproche beaucoup de celui que vous avez déjà produit.

M. Savard avait aussi remarqué depuis longtemps que dans les tuyaux d'orgue on parvient également à développer des vibrations sonores soit qu'on y pousse de l'air, soit qu'on y pousse de l'eau ; seulement le son est modifié dans son timbre et son intensité.

Ainsi vous voyez que ces résultats, quoique peu nombreux, nous fournissent déjà des renseignements utiles pour l'explication de certains bruits musicaux qui se développent quelquefois dans les artères. En effet ces bruits, par cela même qu'ils prennent naissance dans un appareil hydraulique, sont entièrement du domaine de la physique. On peut jusqu'à un certain point les reproduire dans des tuyaux élastiques, et pour cela il suffit de tendre leur parois de manière à diminuer leur diamètre. Le liquide que l'on injecte vient alors heurter contre le point rétréci, et le fait vibrer à la manière des lèvres d'une anche, ou par un mécanisme semblable à celui de ces petits instruments avec lesquels les enfants imitent la voix de Polichinelle.

Laënnec, dans son immortel ouvrage sur l'auscultation, rapporte plusieurs observations où il a entendu distinctemsnt ce bruit musical, et même il a pu en noter le chant avec exactitude. Je me rappelle moi-même avoir eu l'année dernière dans mon service à l'Hôtel-Dieu une femme chez laquelle on entendait manifestement le *sol* au moment de la contraction des ventricules. Seulement la note n'était pas très juste, et elle se rapprochait du *sol dièze*. Cette malade, que M. Cagnard-Delatour a examinée avec attention, est sortie de l'hôpital aussitôt qu'elle a été guérie de l'affection pour laquelle elle y était entrée; c'était, je crois, un érysipèle, aussi nous ne pûmes constater quelle altération des orifices artériels, pulmonaires ou aortiques, avait produit ce bruit musical. Je m'applaudis, dans l'intérêt de cette femme, de lui avoir rendu la santé, mais dans l'intérêt de la science il est à regretter d'être privé des renseignements qu'aurait fournis l'examen anatomique des parties.

VINGT-SEPTIÈME LEÇON.

MESSIEURS,

L'étude des bruits anormaux du cœur est encore enveloppée de ténèbres, car les sciences physiques sont fort peu perfectionnées sur ces diverses questions. Nous avons essayé, dans la dernière séance, de vous indiquer les principales circonstances qui semblent favoriser le développement du bruit de souffle proprement dit; vous avez vu que l'état particulier des parois des vaisseaux, et peut-être les modifications apportées dans la composition du sang, se lient en général avec la présence de ce bruit. Ce ne sont point là de simples conjectures, car quelques expériences que nous avons faites à ce sujet me semblent confirmer ces assertions.

Voici, par exemple, un long tuyau en caoutchouc, à l'une des extrémités duquel est adaptée la canule d'une seringue remplie de liquide. Si j'applique sur les parois du cylindre, sans les comprimer, mon stéthoscope, et que j'ausculte au moment où l'on pousse l'injection, je n'entends aucun son. Mais si j'appuie de manière à rétrécir le diamètre du tuyau, je distingue clairement un bruit de souffle, un frottement à grains très fins et très nombreux. En substituant à ce tuyau élastique l'artère carotide d'un cheval, j'obtiens exactement les mêmes résultats.

De même si j'injecte dans ce cylindre en caoutchouc, de l'eau, après avoir adapté à son extrémité libre une petite soupape qui rétrécisse un peu son orifice d'écoulement, le liquide ne pouvant plus s'échapper aussi facilement, s'accumule dans le tuyau qu'il distend. Appliquez alors le tube acoustique : vous entendez un bruit de souffle, provenant du frottement que l'eau exerce contre les parois élastiques.

Quant au bruit musical, nous ignorons encore dans quelles circonstances spéciales il se développe. Souvent on l'a vu coïncider avec un rétrécissement des orifices des artères pulmonaires et aortiques; mais dans une foule de cas on a rencontré des rétrécissements sans qu'il y ait eu de bruit musical. Ainsi, je le répète, il ne paraît pas intimement lié avec des lésions organiques bien prononcées.

Il en est de même de cette espèce de vibration particulière, que Laënnec a désignée sous le nom de *frémissement cataire.* Ce bruit rappelle assez bien le *ron-ron* des chats quand on les flatte, et dépend propablement du frottement du sang contre les parois des vaisseaux. Souvent il s'entend distinctement dans les principales divisions artérielles, et même il peut se propager jusqu'aux extrémités du système vasculaire. On conçoit très bien du reste, comment cet ébranlement vibratoire est transmis aux vaisseaux de proche en proche, au moyen du sang qui est un très bon conducteur du son. Si dans ces cas on vient à interroger le pouls, on sent une pulsation et un frémissement.

Bruissement. Quand on ausculte le cœur, on observe quelquefois un *bruissement* particulier, semblable à celui qui caractérise les anévrysmes variqueux. Je crois qu'on peut se rendre assez bien compte de la production de ce son. Vous savez que dans ces tumeurs anévrysmales le sang, passant par l'orifice étroit qui fait communiquer l'artère avec la veine, détermine dans les parois de ces vaisseaux un ébranlement vibratoire qui, se propageant jusqu'à l'oreille, occasionne cette espèce de bruissement. Eh bien! il est possible sur un tuyau élastique de reproduire ce phénomène. Si vous injectez un liquide avec force dans sa cavité, de manière à vaincre la résistance de ses parois, celles-ci cèdent en un point, et il se forme une ampoule, ne communiquant que par un orifice étroit avec l'intérieur du tuyau. Appliquez alors le stéthoscope sur cette petite poche élastique, et poussez l'injection en imitant avec le piston le jeu saccadé du cœur, vous entendez un bruissement très sensible. Il est évident que dans ce cas le murmure vibratoire provient du frottement du liquide contre les lèvres de la petite ouverture de communication.

Je suis très porté à croire que chez l'homme ce bruissement est produit par un mécanisme analogue, et que c'est dans les modifications physiques qu'ont éprouvées les parois des vaisseaux, qu'il faut en chercher l'explication.

Arrivons maintenant à l'étude des autres bruits anormaux du cœur, qui diffèrent essentiellement des précédents, en ce qu'ils sont presque toujours le résultat d'une lésion organique, et qu'une fois développés ils persistent comme la cause qui leur a donné naissance. Ce sont les bruits de scie, de râpe, de lime : dénominations assez bizarres, mais qui néanmoins méritent d'être conservées, car ces bruits rappellent assez exactement la sensation âpre que donnent à l'oreille les instruments auxquels on les compare. Mais quelle est la cause, quel est le mode de production de ces vibrations particulières ? Les circonstances dans lesquelles elles se développent indiquent qu'elles résultent du mouvement de la colonne de sang qui vient se briser contre un obstacle siégeant aux orifices du cœur. Toutefois, pour arriver à une explication satisfaisante de ces phénomènes, nous sommes encore obligés de recourir à des expériences directes, car la physique ne nous fournit aucuns renseignements propres à éclairer ces délicates et importantes questions.

Voici un tuyau en caoutchouc, dans l'intérieur duquel j'ai placé un petit morceau de bois, que je maintiens fixé au moyen de deux fils, dont les bouts sont noués à chacun des orifices du tube. Nous avons là, n'est-il pas vrai, un obstacle au libre cours du liquide? Si maintenant, au moment où l'on injecte de l'eau dans ce tuyau, j'applique mon stéthoscope sur le point qui correspond à l'endroit qu'occupe le morceau de bois, je distingue un bruit de frottement, dont les grains sont beaucoup plus gros que ceux du bruit de souffle proprement dit. Cet ébranlement vibratoire des molécules du liquide, qui se brise contre un obstacle résistant, rappelle très bien la sensation de ce que l'on désigne sous le nom de bruit de râpe.

Si maintenant vous substituez à ce morceau de bois un corps membraneux, une portion de muscle, par exemple, et que vous le placiez également dans la cavité du tuyau, vous aurez beau injecter un liquide, vous n'obtenez plus aucun bruit, ou du moins vous percevez à peine un frémissement obscur, dont les grains sont plus fins et plus nombreux que ceux du simple bruit de soufflle.

Ces résultats sont curieux, et d'autant plus importants à connaître, qu'ils nous mettent sur la voie pour distinguer les diverses altérations dont l'organe central de la circulation peut devenir le siége. Ainsi il y aura une grande différence pour les signes fournis par l'auscultation, suivant qu'un obstacle solide ou mou siégera aux orifices du cœur. Ici encore l'observation clinique est d'accord avec la théorie expérimentale. Vous savez combien il est fréquent d'entendre des bruits anormaux, dans les cas où les valvules ont perdu leur texture membraneuse, soit qu'elles aient été envahies par l'ossification, soit que d'autres concrétions solides se soient déposées dans leur tissu. Mais en est-il de même quand l'obstacle qui s'oppose au libre passage du sang a une consistance molle, semblable à celle de la fibre musculaire? Non, car il est extrêmement rare d'entendre des bruits anormaux, dans les cas où des dépôts albumineux, des végétations polypeuses occupent les orifices du cœur.

Voilà pour le bruit de râpe. Quant aux bruits de scie et de lime, ils se développent dans les mêmes circonstances que le premier, et paraissent dépendre comme lui de la réaction produite par un obstacle solide sur les molécules de sang brusquement arrêtées dans leur course. Ce serait un curieux objet de recherches que d'étudier les modifications apportées dans la nature de ces vibrations, suivant que tel ou tel corps serait heurté par la colonne de liquide. Je suis convaincu qu'on parviendrait ainsi à saisir le mécanisme de la production de ces bruits, qui ne diffèrent entre eux que par de légères nuances dans le nombre et le volume des vibrations qui les composent.

Nous allons maintenant passer rapidement en revue les diverses pièces pathologiques déposées sur ma table, et qui viendront, je l'espère, jeter un nouveau jour sur la question qui nous occupe.

Le cœur que je viens de prendre dans ce bocal est intitulé : *Bruit de frottement, à gros grains, prolongé*. Examinons quelles altérations nous allons rencontrer. L'organe est plus volumineux que de coutume, et l'orifice aortique est rétréci par suite de l'ossification des valvules sygmoïdes. C'est là une double condition physique, propre à favoriser le développement des vibrations sonores qui ont été constatées. Vous vous rappelez en effet que la diminution du diamètre d'un tuyau élastique dans lequel on injecte un liquide s'accompagne d'un bruit de souffle. Et de plus, l'ossification des valvules placées dans l'aire du vaisseau, ne doit-elle pas jouer le même rôle qu'un corps solide déposé au centre d'un tube en caoutchouc?

Voici un autre cœur sur lequel vous voyez les orifices artériels, pulmonaires, et aortiques, tapissés par des concrétions fibrineuses qui ont rétréci le diamètre de ces vaisseaux. Cependont on n'avait pendant la vie constaté aucun bruit anormal. Ce fait se rattache assez aux résultats fournis par les expériences dans lesquelles les obstacles sont constitués par des tissus membraneux. Je sais qu'on a récemment présenté à la société anatomique l'observation d'un bruit de sifflement, accompagnant le dépôt de caillots fibrineux sur un des orifices du cœur, mais il faut se garder de tirer d'un fait isolé des conséquences générales. Ainsi M. Bouillaud rapporte qu'ayant soupçonné chez un phthisique l'existence d'une semblable concrétion, par suite du développement de ce bruit, l'examen anatomique du cœur ne vint point confirmer son diagnoctic.

Je pourrais encore vous citer une foule d'observations, recueillies au lit du malade, qui toutes viennent à l'appui de la proposition que nous avons avancée, savoir: que ces bruits de scie, lime et râpe se développent à l'occasion d'obstacles qui s'opposent au libre cours du sang.

Mais il ne suffit pas de savoir qu'il se produit dans le cœur des vibrations sonores liées à une disposition pathologique, l'état actuel de la science permet que l'on précise lequel des orifices est le siége de ces altérations. Cette question, vivement débattue dans ces derniers temps, divise encore aujourd'hui les praticiens. Et comment pourrait-il en être autrement ? La plupart des observateurs qui ont une théorie à soutenir, dirigent leurs recherches sous l'influence d'idées préconçues, au lieu de se contenter d'interpréter les faits cliniques, qui seuls peuvent donner la solution du problème qu'ils ont à résoudre. Voici quelles sont nos opinions à cet égard.

Si vous avez un bruit de frottement en même temps que le premier choc du cœur, ou venant immédiatement après, dans ce court intervalle qui sépare la systole de la diastole des ventricules, l'obstacle existe aux orfices artériels. Presque toujours alors, par suite de l'ossification des valvules sygmoïdes, l'aire de ces vaisseaux se trouve rétrécie. Mais vous avez deux artères; comment distinguer celle qui est le siége de la lésion ? D'abord l'aorte est beaucoup plus fréquemment malade; de là déjà une forte présomption que c'est à son orifice que se trouve l'obstacle contre lequel vient se briser la colonne de sang. Ajoutez à cela que tout le système artériel se ressent de cette gêne dans la circulation. Le pouls offre des modifications notables, et il fait éprouver au doigt qui l'interroge une sorte de frémissement prolongé, qui a plus d'une fois servi à éclairer mon diagnostic. Quand, au contraire, ce qui est beaucoup plus rare, l'altération porte sur l'orifice de l'artère pulmonaire, vous avez encore des signes différentiels assez tranchés. Ainsi le bruit de frottement est plus profond, plus intérieur; il s'entend mieux à droite du sternum qu'à gauche de cet os. Et de même que les lésions de l'aorte retentissent particulièrement sur la circulation, de même les lésions de l'artère pulmonaire se traduisent surtout par la gêne apportée dans la respiration. De là cette dyspnée, ces nuances de suffocation, cette anxiété des malades, tourmentés sans cesse du besoin d'introduire dans leurs poumons de nouvelles masses d'air.

Continuons maintenant l'examen des pièces pathologiques déposées sur cette table.

Le cœur que je vous présente offre une altération de l'orifice aortique, consistant dans le dépôt de plaques osseuses dans l'épaisseur des valvules et des parois du vaisseau. Il y a également un rétrécissement notable, car mon petit doigt peut à peine passer du ventricule dans la cavité de l'artère. Or, je lis sur l'étiquette du bocal : *Bruit de frottement post premier choc.* Vous voyez que dans ce cas le cœur, en se contractant, continuait à venir heurter la paroi pectorale, mais le jet de sang n'étant plus ni aussi prompt, ni aussi net, il en résultait un frottement qui communiquait à l'artère un ébranlement vibratoire.

Voici le cœur d'un homme chez lequel on avait constaté pendant la vie un *bruit de frottement à gros grains masquant le premier choc.* L'altération porte sur l'artère pulmonaire dont les valvules sygmoïdes sont complètement ossifiées.

Si, au lieu d'avoir un rétrécissement ou un obstacle quelconque aux orifices artériels du cœur, nous avons une pareille modification à l'un des orifices auriculo-ventriculaires, droit ou gauche, il devra également se produire des bruits anormaux. Mais ceux-ci n'existeront plus dans le même temps que pour les cas précédents. En effet, ce sera au moment de la dilatation des ventricules, c'est-à-dire à l'instant du second bruit du cœur, qu'on devra les entendre. Ainsi, du moment que vous rencontrerez des vibrations sonores anormales, coïncidant avec le *tac* de l'organe, ou bien le masquant complètement, vous pourrez affirmer que la lésion occupe les orifices auriculo-ventriculaires.

Le cœur que je tiens maintenant entre mes mains, est celui d'une femme, chez laquelle on entendait le premier son cardiaque, mais le second était remplacé par un bruit de frottement à grains très fins. Vous trouvez ici un épaississement remarquable de la valvuve mitrale. Nous avons par conséquent une explication très plausible du souffle coïncidant avec la diastole des ventricules. Le caractère particulier du bruit composé de grains très fins dépend de la nature même de l'obstacle, qui est membraneux, au lieu d'être solide et résistant, comme dans les cas d'ossifications.

Nous allons terminer cette revue par l'examen d'une pièce qui mérite d'arrêter un instant notre attention. C'est le cœur d'une jeune fille chez lequel il y a insuffisance de la valvule auriculo-ventriculaire gauche. On voit en effet que cette soupape membraneuse ne peut, en se redressant, oblitérer complétement l'orifice qu'elle est destinée à fermer, et que par conséquent le sang y refluait à chaque systole du cœur dans la cavité qu'il venait d'abandonner. Cependant on n'a pu constater dans ce cas aucun bruit anormal. Ceci est important à noter, maintenant surtout qu'on fait jouer un si grand rôle à l'insuffisance des valvules dans la production de ces vibrations sonores par le frottement du sang contre les orifices du cœur. Je sais qu'on a indiqué les différents signes auxquels on peut reconnaître cette altération. Mais il me semble que là encore on a plutôt pris pour guide la théorie que l'observation clinique. Quant à moi, sans nier positivement la production de bruits anormoux dans le cas où un des appareils valvulaires ne peut plus remplir exactement l'office de soupape auquel il est destiné; je dis qu'on ne possède aucun fait rigoureusement observé qui vienne confirmer l'importance qu'on attache à cette insuffisance. Ainsi je crois devoir m'abstenir de vous mentionner les caractères auxquels on prétend la diagnostiquer.

Avant de passer outre, je voulais répéter devant vous une expérience de M. Rouannet, d'autant plus importante qu'elle sert de base à sa théorie des bruits du cœur par le jeu et le claquement des valvules. Voici en quoi elle consiste.

On fixe à uu tube en verre d'un pouce de diamètre et de quatre pieds de hauteur, une portion de l'aorte supérieure aux valvules sygmoïdes; on lie également la portion du tronc artériel qui se trouve au-dessous des valvules, autour d'un tube du même diamètre et de trois pouces de longueur, aboutissant à une vessie remplie d'eau. L'appareil ainsi disposé, imprimez à la vessie une impression subite, en imitant autant que possible la contraction intermittente du cœur; la colonne de liquide monte dans le tube, puis elle retombe sur les valvules qui se redressent à l'instant. C'est alors, dit M. Rouannet, que l'oreille est frappée par un choc très marqué. Eh bien! j'ai beau répéter cette manœuvre, il m'est impossible de distinguer la moindre vibration sonore. Les personnes qui m'entourent et qui viennent comme moi d'appliquer leur oreille au niveau des valvules au moment de leur redressement subit, n'ont point non plus entendu le choc dont parle M. Rouannet.

Ainsi cette théorie, qui compte maintenant de nombreux partisans, ne me paraît reposer sur aucune preuve appuyée par l'expérience; je dis plus, elle est repoussée par toutes les lois connues d'une saine physique. Il semble même que le simple raisonnement aurait dû faire rejeter une semblable hypothèse. Comment, en effet, supposer que des membranes aussi minces, aussi déliées que les valvules du cœur, puissent, en passant de l'état de flaccidité à une tension subite, produire un bruit de choc analogue à celui des sons cardiaques.

Nouvelle preuve de la singulière et déplorable

facilité avec laquelle les médecins accueillent certaines idées dénuées de tout fondement, tandis qu'ils repoussent avec une persévérance insurmontable des idées ou des faits établis sur des témoignages et des preuves irrécusables.

VINGT-HUITIÈME LEÇON.

MESSIEURS,

Il nous reste à parler des bruits qui se développent dans les artères. Mais avant d'entamer cette question, je veux vous rendre compte d'une expérience que j'ai faite ce matin dans mon laboratoire, et dont les résultats ne sont pas sans quelque importance, relativement au mode de production des bruits normaux du cœur. Voici comment je m'y suis pris. Après avoir mis à nu la veine jugulaire droite d'un chien, j'ai introduit dans sa cavité un long stylet, armé à son extrémité d'un crochet recourbé à la manière de l'aiguille de Deschamps, puis j'ai essayé de couper les tendons de la valvule tricuspide. Vous voyez qu'il n'y a qu'un petit nombre de colonnes charnues de détruites; aussi je ne regarde point l'expérience comme concluante. Je dois toutefois vous faire observer qu'à la suite de cette section, on n'a constaté aucune modifiction dans le tic-tac du cœur. Mais une nouvelle tentative faite sur le même animal nous a fourni des résultats plus satisfaisants. En effet, j'ai porté le même instrument dans l'artère carotide, et je suis parvenu à perforer à sa base l'une des valvules sygmoïdes aortiques; la seconde a été largement déchirée près de son bord libre, la troisième seule est restée intacte. Voici le cœur de cet animal que je vous présente maintenant, et vous voyez que ces soupapes ne peuvent plus remplir leur rôle accoutumé. Pour vous en assurer, vous n'avez qu'à injecter de l'eau dans l'aorte; le liquide passe librement dans le ventricule, tandis que dans l'état normal il doit être arrêté par le redressement spontaté des valvules. Eh bien! malgré ces altérations, j'ai toujours pu distinguer le double bruit de l'organe aussi clair et aussi intense qu'avant l'expérience. Que deviennent, en face de semblables résultats, ces théories qui placent dans le jeu des valvules le développement des sons cardiaques?

DES BRUITS NORMAUX ET ANORMAUX DES ARTÈRES.

L'étude des bruits artériels est une question tout-à-fait nouvelle sous le rapport physique, et c'est sous ce point de vue seulement que nous nous proposons de l'envisager. Il en est de ces bruits comme des bruits du cœur; aussi doit-on les distinguer en normaux et anormaux. Cependant je vous ferai remarquer que, tandis que les bruits normaux du cœur existent *constamment* dans l'état physiologique, les bruits normaux des artères n'ont qu'une existence douteuse, et ne se manifestent que dans certaines circonstances qu'il nous faudra plus tard apprécier. Quant aux bruits anormaux dont les tuyaux artériels deviennent accidentellement le siége, ils sont tellement remarquables qu'on a pu noter avec précision leurs nuances et même leur rhythme musical. Maintenant sera-t-il possible de vous donner la théorie véritable de ces vibrations sonores, développées dans les vaisseaux? Nous allons vous faire l'exposé rapide de nos recherches et de nos résultats à ce sujet.

Bruits normaux des artères. Ces bruits normaux des artères consisteraient, surtout d'après M. Bouillaud, dans un murmure obscur, dans une sorte de frôlement sourd, qui serait sur les confins du bruit de soufflet. C'est au frottement et au choc de la colonne sanguine contre les parois artérielles qu'il faudrait attribuer la production de ces frémissements vibratoires. Or, ici se présente une première difficulté. Il est vrai que quand on ausculte des artères carotide primitive et sous-clavière, on entend souvent un bruit de choc, mais ce bruit n'est point unique, et ne coïncide pas seulement, comme M. Bouillaud l'a prétendu, avec la systole des ventricules: on entend aussi un second bruit dans l'artère, à l'instant où le cœur se dilate. Ce matin encore, j'ai ausculté toutes les malades de ma salle à l'Hôtel-Dieu, c'est-à-dire, près de soixante, et chez la plupart j'ai constaté ce double choc. N'est-il pas probable que, dans ce cas, il y a simple transmission des battements du cœur aux parois artérielles, par la colonne de sang que le ventricule gauche lance chaque fois qu'il se contracte ? J'admets volontiers qu'il est possible que des bruits particuliers se développent dans les artères, mais il faut bien prendre garde de les confondre avec ces vibrations sonores, qui proviennent de l'ébranlement communiqué à ces vaisseaux par le choc du cœur contre la poitrine. En passant aujourd'hui la revue des malades de la salle, j'ai constaté chez deux d'entre elles un phénomène assez curieux. Le stéthoscope appliqué sur l'artère carotide transmet à l'oreille la sensation de deux bruits; le premier, qui est un bruit de frottement, correspond à la pulsation de l'artère; le second, qui est un bruit de choc, correspond au retour des parois du vaisseau sur elles-mêmes. Quelle pouvait être la source de ces bruits anormaux ? L'étude auscultative des battements du cœur me l'a eu bientôt dévoilée. En effet, j'ai trouvé le premier son cardiaque remplacé par un bruit de frottement, le second étant resté naturel. Ce fait n'est pas seulement intéressant en ce qu'il confirme la distinction que nous avons établie sur le mode de production des bruits artériels, mais il vous montre que dans les cas où la présence d'une tumeur ou d'une portion de poumon au-devant du cœur, masquerait ses battements, on pourrait néanmoins ausculter cet organe par l'intermédiaire des artères.

Maintenant y a-t-il habituellement un bruit de frottemont, de souffle dans les artères? Non, car dans l'immense majorité des cas on n'entend dans ces vaisseaux aucune vibration sensible, à moins toutefois qu'on ne comprime leurs parois avec le cylindre dont on se sert pour ausculter. Ces bruits artériels que l'on a appelés bruits normaux, ne se développent que dans des circonstances particulières que nous allons bientôt examiner.

Bruits anormaux des artères. Nous allons jeter un rapide coup-d'œil sur les bruits anormaux que présentent les artères dans certains états pathologiques. Je regrette que le temps ne me permette point de m'étendre plus longuement sur le développement de ces considérations physiques dont la connaissance exacte offre de si précieuses ressources dans le diagnostic des maladies de l'appareil circulatoire.

Bruit de choc. Il peut se développer dans la plupart des gros troncs artériels des bruits de choc très nets et très distincts. C'est ce que j'ai eu maintes fois l'occasion de constater sur les artères carotide, brachiale, crurale, en un mot sur les principaux tuyaux vasculaires. Mais ces bruits ne sont-ils que la transmission des battements du cœur? Une pareille supposition n'est point admissible, car vous n'avez qu'un simple choc, et non point un tic-tac; il est donc évident que ces bruits se sont développés dans l'artère elle-même. On les observe particulièrement dans les cas de pléthore, dans la période d'excitation des fièvres d'accès ; et telle est quelquefois leur intensité que non-seulement on les distingue avec le cylindre acoustique, mais même qu'ils font éprouver à la main un choc manifeste. Enfin, j'ai vu des cas où il suffisait, pour les entendre, d'approcher l'oreille de l'artère sans toucher à la peau.

Comment expliquer le mécanisme de ce choc artériel? Vous vous rappelez les expériences que nous avons faites dans une des séances précédentes, et dont les résultats nous offrent une analogie frappante avec ce qu'on observe dans les vaisseaux sanguins. Je présume qu'un certain degré de tension dans les parois des artères favorise la production de ces bruits; or voici sur quoi je m'appuie. Prenez un tuyau en caoutchouc, et injectez brusquement dans sa cavité de l'eau, en imitant avec le piston de la seringue les contractions alternatives du cœur. Si vous venez à ausculter, votre oreille est frappée d'un choc analogue à celui des artères, chaque fois qu'une nouvelle ondée de sang est lancée dans le tube. C'est un fait que je vous engage à vérifier à la fin de la leçon. Il semble assez difficile d'expliquer comment le frottement subit d'un liquide contre des parois lisses et polies peut déterminer de semblables vibrations; contentons-nous pour le moment de constater ce phénomène, peut-être la physique nous en dévoilera-t-elle plus tard le mécanisme.

Bruit de souffle intermittent. Tous les auteurs qui ont écrit sur les bruits des artères, ont parlé de ce bruit de souffle que l'on peut produire à volonté en comprimant légèrement les parois du vaisseau avec l'extrémité du stéthoscope. Nous déterminons le même phénomène sur un tuyau élastique. Non pas qu'on ait encore là une véritable explication du bruit qui nous occupe. Ainsi on peut bien dire d'une manière générale que quand un liquide passe d'un endroit plus large dans un endroit plus étroit, et vice versa, il se développe des vibrations sonores, mais il faut préciser davantage quand il s'agit d'interpréter des faits physiques. Un esprit sévère ne se contente pas de ces explications superficielles.

Quoi qu'il en soit, lorsque ce bruit de souffle dépend d'un rétrécissement, on l'entend au moment où le ventricule se contracte, mais il cesse quand cette cavité vient à se dilater. On l'observe assez fréquemment dans les affections rhumatismales aiguës.

Vous vous rappelez que la compression d'une artère n'est pas la seule condition physique capable de développer des vibrations sonores; un certain degré de tension dans les parois des vaisseaux les produit également. Aussi, chez les sujets pléthoriques, n'est-il pas rare de rencontrer ce bruit de souffle.

Nous avons dit aussi qu'après d'abondantes hémorrhagies, et dans la convalescence de maladies qui ont amené un prompt amaigrissement, on constate fréquemment des vibrations anormales dans les artères. Vous ne serez pas surpris de voir une même cause donner naissance assez souvent à des bruits variés, si vous songez que ceux-ci ne diffèrent entre eux que par des nuances insensibles.

Enfin admettrons-nous comme pouvant produire ce bruit de souffle, une modification apportée dans la composition du sang? Ce n'est là, il est vrai, qu'une supposition, mais elle acquiert un grand degré de probabilité par les résultats que fournit l'expérience suivante:

Si l'on injecte dans un tuyau élastique une dissolution d'amidon, et qu'on écoute avec le stéthoscope que l'on appuie légèrement de manière à déprimer les parois du cylindre, on entend dans le moment de l'impulsion du piston un bruit de frottement dont les grains sont beaucoup plus gros quand on se sert d'un liquide moins visqueux, de l'eau, par exemple. J'avoue que si chez un malade j'avais constaté un semblable bruit, je me serais complètement abusé sur son mode de production. J'aurais pensé à l'existence d'un rétrécissement avec développement d'inégalités considérables.

Ne serait-il pas possible, en variant ces expériences, d'arriver à découvrir le rôle que jouent dans la production de ces bruits si variés les modifications apportées par les maladies dans la composition du sang ?

Vous parlerai-je de ces prétendues explications qu'heureusement nous ne voyons plus guère reproduire, et qui consistaient à attribuer la cause d'un phénomène inconnu à un état vital particulier ? C'est ainsi que Laënnec, cet excellent esprit, cet homme d'une si rare sagacité, ne pouvant trouver la solution physique du problème qui nous occupe, se contentait d'explications véritablement absurdes. Ces bruits anormaux des artères, à quoi les rattachait-il ? à un spasme, à une anomalie de l'influx nerveux, à une vitalité contractile des parois des vaisseaux. Mais empressons-nous de le constater, car c'est un progrès, on n'oserait plus aujourd'hui tenir un pareil langage. Sans doute il est dans l'économie vivante des phénomènes essentiellement vitaux, mais il en est d'autres soumis aux lois physiques et dont les lois physiques seules peuvent donner une juste interprétation.

Mais revenons à l'étude des bruits artériels. Il est une modification du bruit du souffle que l'on entend chez les femmes arrivées à une certaine période de la grossesse, et qui ressemble assez exactement à celui que détermine la compression d'une artère ; je veux parler du *souffle placentaire*.

Ce bruit est simple, isochrone au pouls de la mère, et s'entend particulièrement sur les parties latérales de l'abdomen. Quel est maintenant son siége? C'est ici que les opinions sont partagées. Les uns pensent que ce souffle se développe dans l'appareil vasculaire des parois utérines; d'autres soutiennent, et c'est l'opinion de M. Bouillaud, que ce n'est autre chose que le bruit des grosses artères du bassin, telles que l'aorte et les vaisseaux pelviens, transmis par l'utérus chargé du produit de la conception. Avant de me prononcer sur la cause de ce souffle placentaire, je dois vous faire remarquer que son existence est sujette à de nombreuses variations. Ainsi vous l'entendez aujourd'hui, et demain il aura disparu, puis vous le retrouverez au bout de plusieurs jours. J'ajouterai aussi que ce bruit paraît superficiel, et qu'il semble très voisin de la paroi abdominale. Avons-nous maintenant dans les artères utérines les conditions physiques propres au développement d'un pareil souffle? C'est ce qu'il s'agit d'examiner. On conçoit que ces vaisseaux par leur volume et leur nombre puissent devenir le siége de vibrations sonores semblables à celles qui nous occupent, sous l'influence d'une gêne quelconque dans leur circulation. Or, vous savez à combien de modifications variées sont sans cesse sujettes les communications vasculaires de la mère et du fœtus. Ne peut-on pas trouver là une explication satisfaisante de ces alternatives d'apparition et de disparition du souffle placentaire? Cette opinion acquiert encore un plus grand degré de probabilité si vous examinez comment s'opère la circulation dans ces cas de grossesse. Les artères utérines ne viennent point immédiatement s'aboucher dans les veines, mais le sang est épanché dans le parenchyme même de la matrice dont la texture est devenue celluleuse comme celle des corps caverneux, et de là il communique par de larges ouvertures avec la face adhérente du placenta.

Ainsi donc, je ne suis point porté à regarder comme exactes les idées de M. Bouillaud sur le mode de production de ce bruit: il me semble que l'on a tout autant de raison, et même davantage, pour supposer qu'il se passe dans les artères utérines. Mais, dira-t-on, on a observé, hors des cas de grossesse, un bruit de souffle simulant si exactement le souffle placentaire, qu'on a pu le prendre pour ce dernier. Je ne nie point ce fait; mais de ce que les artères de l'abdomen peuvent produire un semblable bruit, il ne s'ensuit pas que les vaisseaux utérins ne puissent également le développer. Du reste il ne serait pas impossible que ces deux causes ne concourussent à la fois à la formation de ces vibrations sonores.

Bruit de souffle continu. Cette espèce de bruit artériel n'est plus intermittent, il est continu; il existe aussi bien dans le moment où le cœur, en se contractant, lance le sang dans le système vasculaire, que quand les parois des artères reviennent sur elles-mêmes à chaque diastole des ventricules. C'est cette variété de bruit de souffle que M. Bouillaud a désignée sous le nom de *bruit de diable.* Il est susceptible, dans quelques cas, de devenir tout-à-fait musical, et de représenter certaines notes de la gamme. Ce bruit, bien que continu, n'est point uniforme, car chaque fois que les ven tricules se contractent, il augmente graduellement d'intensité, et bientôt il présente un ronflement bruyant, comme si de nouvelles vibrations sonores étaient venues se surajouter. Chez une femme couchée actuellament dans mes salles à l'Hôtel-Dieu, l'auscultation donne la sensation de deux bruits qui semblent se confondre; le premier est constitué par des grains très fins et très nombreux, le second se rapproche plutôt du sifflement modulé de la sirène.

C'est surtout dans les artères carotide et sous-clavière qu'on entend ce bruit particulier. On assure, mais moi je n'ai jamais observé ce fait, on assure l'avoir quelquefois rencontré jusque dans l'artère crurale.

Une particularité assez singulière, relativement à ce bruit, c'est l'influence exercée par la disposition du vaisseau dans lequel il se développe. Le malade élève-t-il le menton, en inclinant de côté la tête de manière à tendre les parois de l'artère carotide, le bruit augmente sensiblement d'intensité. Venez-vous au contraire à écarter du vaisseau le larynx et la trachée, le bruit disparaît. Vous obtenez ce même résultat, si vous comprimez l'artère de manière à intercepter le cours du sang dans sa cavité.

Vous voyez qu'il y a là un ensemble de conditions qui ne sont pas encore bien éclaircies, et qui exercent la plus grande influence sur cette espèce particulière de bruits.

Quelles sont maintenant les circonstances qui semblent favoriser son développement? On le rencontre surtout chez les jeunes filles chlorotiques, chez les phthisiques, chez les individus amaigris et épuisés par des longues maladies.

Quant au mode de production de ce bruit, je ne crois pas qu'il en existe jusqu'à présent aucune explication satisfaisante. Vous n'avez, en effet aucune altération organique des artères, aucun obstacle, aucune déformation de leurs parois, qui puisse vous rendre raison d'un semblable phénomène. Il est bien plus probable que dans ce cas les qualités particulières du sang jouent le principal rôle.

Bruit musical. Nous avons déjà vu que le bruit de souffle continu peut, par une sorte de gradation insensible, acquérir un caractère musical, qui quelquefois ne manque pas d'un certain agrément. Laënnec a noté sur le papier plusieurs phrases de chant, qu'il avait entendues dans les artères. Je dois vous faire remarquer que ces modulations vibratoires sont extrêmement variables suivant les individus; tantôt elles ressemblent au roucoulement de la tourterelle, tantôt elles se rapprochent du bourdonnement d'un insecte, ou de la résonnance d'une corde métallique. Il n'est pas rare de les voir disparaître, puis reparaître de nouveau sans cause appréciable. Ce sifflement musical des artères devient plus sonore, se renfle à chaque systole des ventricules; on peut en général trouver facilement, avec le diapason, la note qui le représente.

Quelles sont les lois physiques qui président au développement de ce bruit singulier? Je les ignore et ne pense point qu'il soit possible, dans l'état actuel de nos connaissances, d'en donner une explication satisfaisante. Toutefois, si l'on considère la constitution et les conditions pathologiques des individus chez lesquels on rencontre ce bruit, il est probable que les liquides jouent encore ici, sinon l'unique, du moins le principal rôle.

Nous sommes obligés, Messieurs, de terminer ici nos leçons, car le semestre étant expiré, les réglements exigent que les cours du Collége de France soient suspendus à dater d'aujourd'hui. Je me proposais encore d'aborder avec vous de graves et importantes questions; car nous sommes loin, bien loin d'avoir épuisé notre sujet; plus on mettra d'attention et de scrupule dans l'étude des phénomènes de la vie, et plus l'on se persuadera que tous ou presque tous sont influencés par les lois qui régissent les phénomènes physiques. Je ne voudrais pour preuve qu'un examen rapide de chacune de nos fonctions.

Si le temps me permettait de faire cet examen, vous acquerriez bientôt la conviction que les lois physiques n'ont rien perdu de leur empire pour s'exercer dans les corps organisés : les observateurs seuls ont manqué pour les suivre dans ce monde vivant, ce microcosme des anciens. Chaque fonction, chaque organe nous en fournirait facilement la preuve; et ne se montre-t-elle pas d'elle-même dans les sens, les mouvements, la voix, la circulation du sang, etc. ?

La production et la distribution de la chaleur animale, qu'est-ce donc, sinon un phénomène physique? Et la transpiration cutanée, et l'exhalation pulmonaire, et l'absorption, n'avons-nous pas acquis la certitude par des expériences irrécusables que tout y est physique ? Je ne finirais pas, Messieurs, si je voulais poursuivre les phénomènes de cette nature partout où ils existent; il faudrait reprendre la physiologie jusque dans ses moindres détails. Nous remettrons cette étude à une autre époque. Vous avez pu voir dans les divers sujets que nous avons traités, quelles ressources immenses nous avons puisées dans l'application des lois physiques, aux phénomènes de l'économie vivante. Mais combien il s'en faut que la science ait atteint à cet égard son dernier degré de perfection. Aussi, c'est vers ce but, à la fois scientifique et philantropique, que je vous engage à diriger vos efforts; moi-même je vais me livrer à de nouvelles recherches, pénétré que je suis que c'est dans cette étude de la physique vitale que repose l'avenir de la médecine.

FIN.

TABLE INDICATIVE

DES SUJETS

TRAITÉS DANS CES LEÇONS.

Pages.

FIN DE LA TABLE.

Made in the USA
Monee, IL
04 November 2026

67385002R00193